はじめに

あなたも必ずラクになれる

・仕事のストレスでいつも不安を感じている。
・過去のことでしょっちゅう落ち込み不安になる。
・すぐに先々のことを考えてしまって不安になる。
・ちょっとしたことでビクビクして過敏になって落ち着かない。
・電車や車、美容院、高速道路など特定の場所が怖くて行けない。
・パニック発作が起こるのではと24時間不安の中で生活している。
・できれば薬に頼らずにパニック発作をなくしたい。

このような「不安」や「過敏」で、あなたも将来の仕事・恋愛・夢をあきらめてしまっていませんか？

「不安」は人をときにフリーズさせ動けなくしてしまいます。

私自身もパニック障害・うつ病になってしまうほどの「不安」にとらわれ、人生をダメにした経験が過去にあります。


でも、この本を読まれているあなたは、私と同じようになる必要はないのです。


この本は、不安からの回復方法を述べた他の本とは一線を画しています。

心理学における不安を抑える方法は、認知行動療法などを用いて、認知、つまり「考え方の歪み」をカウンセラーや自分で矯正するものでした。

本書は「考え方を変えること」にアプローチするのではなく、**「潜在意識や脳、身体、遺伝子（DNA）」に働きかけていきます。**

これは、**脳科学・心理学・遺伝子学、医学**などで解明された**最先端の方法**であり、それを集めて自分自身で不安を抑える本としてご紹介するのは、日本では初めてかもしれません。

このようにお話しすると、身体や遺伝子に働きかけて、どうやって不安を抑えるのだろうと、あなたは疑問に思ったのではありませんか。

医師の書くパニック障害の本では読めない「**不安を消し去る秘密**」をこれから初公開します。

私がカウンセラーとして接した1万人から学んだ不安のメカニズムと、効果的な改善テクニックです。


難しいんじゃないの？

そう思われたあなた。安心してください。

誰でもすぐに簡単にできることばかりです。

不安でがんじがらめになって、動けなくなってしまう前に、本書を読み、実践してみてください。

あなたの不安は必ずラクになります。

パニック障害の不安がスーッと消え去る17の方法／もくじ

第1章
薬もダメ、認知行動療法もうまくいかない…
どうしたらいいの？ パニック障害

第2章

こうして私は克服した

無意識にアプローチするしかない！

第3章

発作を消すのがいちばん!

「自分で症状をラクにする技術」を身につけよう

第4章

知ってておきたい回復のステップ

よくなる過程には波がある

第5章

自己暗示で不安はどんどん軽くなる

心・身体・遺伝子に働きかける方法

第6章
ひとりで簡単にできる！ 今すぐバクバクが消える！ 不安をスーッと消し去る17のメソッド

本文イラスト――椋秋ハレ
本文デザイン――齋藤知恵子（sacco）
ＤＴＰ――青木佐和子

第1章

薬もダメ、認知行動療法もうまくいかない…

どうしたらいいの？パニック障害

改善率98％、薬に頼らないカウンセラー

私の本を初めて読まれる方に、私がどのようにパニック障害を克服したかをお伝えしておきたいと思います。

現在は、九州の大分県大分市に「心理オフィス　インナーボイス」を開設し、パニック障害やうつの改善、トラウマ、アダルトチルドレンからの脱却などの心の症状改善専門のカウンセリングを行っている心理カウンセラーです。

クライアントさんの話を聞くのみのカウンセリングではなく、症状を改善させるカウンセリングです。

パニック障害やうつで外出できない方のために、世界中どこからでもできる、スカイプ（ネットテレビ電話）による個人セラピーセッションを取り入れています。

心理・医療の経験年数は18年、現在までに1万人のカウンセリング経験があります。

その改善率は98％です。

実は、カウンセラーになる前は看護師の仕事をしていました。さまざまな科を経験した後に、精神科・心療内科の看護師としても働きました。
その後、自身がパニック・うつを経験したことにより、心理学を学び、今度は病院カウンセラーとして精神科・心療内科・思春期外来等で臨床を経験し、その後開業に至ります。

私は、日本初の「薬に頼らないカウンセラー看護師」ということで、少しだけ有名なようです。おかげさまで芸能人、政治家、弁護士、医師から一般の方まで幅広く、全国各地の方々がクライアントになってくださり、現時点ではなかなか予約をお取りできない状態です。

なぜ、数少ない男性看護師になったのか？

現在は、カウンセラーとして働いている私ですが、なぜ社会人を看護師としてスタートさせたのでしょうか？

それは、母親が産婦人科の看護師をしていた影響です。

「命が生まれる瞬間に立ち会える喜びや、患者さんに必要とされることに生きがいがあるよ」「まだ少ないけれど、これからは男性でも、看護師が必要とされる時代になってくると思うよ」と夕食時に母がうれしそうに語る言葉に、人に喜んでもらえ、必要とされ、社会や人のために貢献できる医療専門職に魅力を感じるようになりました。

当時、放送されていたテレビドラマ「ナースのお仕事」の影響もあったと思います。

今と違い、男性看護師は本当に少なかったです。私が看護師を目指していた当時は100人学生がいれば、その中で男性は3人くらいでした（今はかなり増えているようで、病院でも白衣を着た男性看護師さんを見る機会が増えました）。

逆に私は数が少ないということに、意義があると考えていました。

男性看護師は患者さんにも優しく接する人が多く、その分、頼りにされ、患者さんから覚えてもらいやすかったですし、何より信頼されていました。医師も同性なので私は接しやすかったのです。

大柄な男性患者さんの介助をはじめとする力のいる仕事やオペ室、救急救命などの体力のいる職場は男性看護師が得意とするものです。

もちろん力仕事だけでなく、男性がいることで、女性の職場における女性同士の衝突のクッション（緩衝材）の役目を果たせますし、男性だからこそ気がつく配慮や言葉掛け、気遣いもあります。男性なりの看護ケアがあると自負をもって誠実に仕事をしてきました。

入院患者さんは、誰が夜勤の当直かを気にします。当直医と当直看護師を必ずチェックしています。

夕方、夜勤に入るためにナースステーションにいると、
「弥永さんなら本当に安心。あなたが当直の日は安心して眠れるわ。いてくれてありがとう」
と声をかけてくださる方が多く、励みになりました。

発作を起こす前、患者さんをどのように見ていたか？

精神科・心療内科に看護師として勤めていたときのことです。1年ごとに担当病棟が変わる大きな精神科でしたので、さまざまな症例の患者さんを看てきました。

私は、女性患者の慢性期閉鎖病棟から、認知症長期療養型病棟に異動したばかりでした。まだ、「認知症」が「痴呆症」と言われていた頃です。

今、認知症は社会的な問題となっていますが、私が勤務していたのは、自分では動けなくなり、食事・排泄・入浴・移動のすべてに全介助が必要な患者の病棟でした。

夜勤は、看護師資格をもつ有資格者１名と看護助手さんの合計２名で、胃瘻《いろう》・点滴など医学的なケアが必要な方を含む約80名を看なければならず、急変して亡くなる方もいました。自分以外に救急対応できる人がいない状態で、常に緊張を強いられる現場でした。

うつ、躁鬱、パニック障害や強迫神経症、摂食障害、ＰＴＳＤ、統合失調症、依存症とさまざまな患者さんを看ていましたが、カルテを読むと成育歴に、親からのＤＶ・確執やネグレクト（育児放棄）など幼少期に特につらいトラウマ的体験をしている方が多くいました。

そのようなつらい過去をもち、その過去を忘れたいがゆえに、精神と心のバランスを崩した方が多く、それゆえ、根は優しく繊細な方たちであり、声掛けひとつとっても、なるべくいたわりの心をもつように接していました。

しかし、どこか心の底（潜在意識）では、自分とは無関係の「傷ついた人たち」、つまり、自分は健康であり、相手は精神疾患の患者であるという線引きをしていたかもしれません。

医師・看護師は自分が病人になってこそ一人前。自分が病気になって初めて相手の立場に立てるとよく言われます。それが今では痛いほど胸にしみます。患者さんの気持ちにも立場にも共感できるようになりました。

ある日突然パニック発作！

ちょうど、夜勤のときでした。

いきなり、心臓が早鐘のようにドキドキと打ち、張り裂けそうになり、呼吸ができなくなりました。

手足は痺れ、そのまま床に倒れこんだのです。これが「パニック発作」と言われるものです。気づくと私は、救急救命センターに救急車で運ばれて、安定剤入りの点滴をされていました。

医師にこの症状は何ですか、と尋ねると、

「パニック発作だと思います。もし、今後も続くようでしたら、精神科の診察を受けてください。心電図・血液検査では異常は見られませんでしたので、心因性のものと思います」

パニック障害の患者さんの担当もしていましたが、自分がパニック障害になるなんて信じられませんでした。「心疾患の発作では……このまま死ぬのでは……」と思っていました。そのくらいパニック発作は苦しいのです。

脳の誤作動で心臓がバクバク

パニック障害を一言で言うと、脳の誤作動により、身体全体に危険信号が発令され、自律神経が暴動と混乱を起こしている状態と言えると思います。

仕事や人間関係などにおいて、

「失敗するかも……」「このままうまくいかないかも……」

と普通、人はすぐに不安になってしまう生き物です。

しかし、普通の人が感じる不安とパニック障害の人が感じる不安は違います。

「このまま死んでしまうかもしれない……」と思うような激しい動悸をはじめとして、さまざまな症状が突然、実際に心身に現れるのです。

パニック障害では、臓器の障害や骨折などのあきらかな病変が、胸部レントゲンや心電図、血液検査などに見られません。

そこで、診断を受けるには専門科である心療内科医や精神科医を受診する必要があります。

また、患者の外見は普通の健康な人となんら変わりありません。ですから、周囲の家族から「健康そうだ。気が弱いからなるんだ。気のもちようだ」と言われ傷ついたり、職場や友人から理解を得られずに、つらい思いをしている人が多いのです。

決して、本人の気が弱いからなる病気ではないので、どうか安心してください。

患者数480万人！うつ病より多いパニック障害

パニック障害は、1980年に米国精神医学会で独立した病気のひとつであることが認められています。また、1992年には世界保健機関（WHO）により「パニック障害」という正式な病名として「国際疾患分類10」に記載され登録されています。

精神科医はこのテキストをもとに診断します。

「DSM-IV-TR」という精神疾患の診断基準が記載されているテキストがあります。

この基準に必要事項が当てはまると、パニック障害と診断されます。

強い恐怖または不快感を感じる症状があり、そのとき、以下の症状のうち4つ（またはそれ以上）が突然に発現し、10分以内にその頂点に達します。

①動悸、心悸亢進（しんきこうしん：心拍数の増加）

②発汗
③身震い、または震え
④息切れ感、または息苦しさ
⑤窒息感
⑥胸痛、または胸部の不快感
⑦嘔気（吐き気）、または腹部の不快感
⑧めまい感、ふらつく感じ、頭が軽くなる感じ、または気が遠くなる感じ
⑨現実感消失（現実ではない感じ）、または離人症状（自分自身から離れている感覚）
⑩コントロールを失うことに対する、または気が狂うことに対する恐怖
⑪死ぬことに対する恐怖
⑫異常感覚（感覚麻痺、またはうずき）
⑬冷感または熱感（ほてり）
（高橋、染矢、大野ら「DSM-IV-TR　精神疾患の診断と統計マニュアル新訂版」２００３年より引用）

このような状態が続いた場合、パニック障害と診断されます。

パニック障害は約４８０万人が悩んでいる！
うつ病以上の患者数がいて、苦しんでいる社会的問題の症状です。

パニック障害を発症する人の割合は、１００人に４人です。４％ですから、日本の総人口から考えると、約４８０万人が悩んでいる、あるいはパニック障害の予備軍であると考えられます。

厚生労働省の「平成26年患者調査（２０１４）」の結果によると、うつ病などの気分障害で医療機関を受診した総患者数は１１１万６千人だそうです。

つまり、うつよりも多いのがパニック障害であり、いかによくある病気かわかると思います。

日本よりもアメリカに多く、パニック発作と言われている発作を起こしたことのある人は全米人の約３分の１にも及んでいるという報告があります。

男性よりも女性に多い病気です。

パニック障害の男女比率は約2対1で、女性が多くかかります。もっとも多い年代は、20代前後での発症で、特に女性は30代半ばにも発生頻度が上昇します。

生きたまま棺桶に入れられて土の中に埋められる!?

パニック発作の恐怖感は体験したことのない方にはなかなかわかってもらえません。「そんなに何が怖いの？　じっとしておけば治まるんでしょ？」と言われることもあります。

ある芸能人がパニック障害の体験をテレビで語っていたときに、「**生きたまま棺桶に入れられて土の中に埋められるような恐怖なんです。生きた心地なんてまったくないのです**」と発作のことをおっしゃっていましたが、発作がどれだけ怖いか、苦しいのかをうまく表現している言葉だと思います。

冷汗が吹き出し、心臓は素早く打ち、身体の力が抜け、その場に立っていることもできなくなります。人によっては失神する人もいます。

「死んでしまうのではないか、このまま意識を失ってしまうのでは……」と思うのです。

実際にあなたがそのような状況を体験しないと、この苦しさはわからないかもしれません。

重度のケースでは家から一歩も出られなくなり、ひきこもりや二次的なうつ病を一緒に発症してしまうこともあります。パニックからうつを併発すると本当に何もできない状態になってしまい、今日をなんとか生きていることしかできなくなります。

それは、私自身がパニックからうつになったから、実感としてわかるのです。

生き地獄とはこのことか、と思いました。

発作のとき、脳と身体には何が起こっているのか？

西洋医学では、現在、パニック障害の症状発生要因として、古い脳にある青斑核《せいはんかく》と言われている人の危険を察知する部分が、神経伝達物質であるノルアドレナリンを分泌して大脳辺縁系に伝わり、恐怖や不安を感じるという仮説をとっています。

つまり、青斑核が誤作動を起こし、本当は危険ではないのに、「生命を脅かす危機である！　警告！」とサインを鳴らし続けているということです。

大量に分泌されたノルアドレナリンは自律神経を刺激し、動悸やめまい、立ちくらみや手足に力が入らない、血の気が引くなどの自律神経症状をひき起こします。これが発作を起こすシステムであるとされています。

興奮した大脳辺縁系は、予期不安《よきふあん》（また、この発作が起こるのでは……？）という反応を起こします。その興奮が脳の前頭葉に伝わると、広場恐怖《ひろばきょうふ》（特定の場所に行けなくなる）が起こってくると考えられています。

つまり、実際にはいませんし、目にも見えてないのですが、目の前に今にもあなたに襲いかかりそうな凶暴で獰猛なライオンがいるとして、脳は危険をとらえているのです。

この状態は食うか、食われるかの極限状態です。

そうなると、**逃げるか、それとも戦うかの二者選択**を迫られます。身体は素早く動けるようになるために、心臓から体中に血液を早く送り出す必要があります。すると心臓はバクバクと早く拍動することになります。

手足が動くようになると、呼吸も浅い早い呼吸になります。ゆっくりと深い呼吸をしていたらリラックスしてしまうからです。するとライオンに食べられてしまいます。

このように全身が極限の緊張状態になります。

パニック発作もパニック障害も、目の前に本当にはライオンはいないのに、ライオンがいるのと同じ反応を脳に送り、脳が指令を出して身体反応（パニック発作）として現れるのです。

〈弥永式〉パニック障害「7つの不安」ループの法則

①環境・外部からの刺激 → ②感情 → ③大脳辺縁系の過剰反応 → ④交感神経（興奮神経）が高まる → ⑤ノルアドレナリンが出る → ⑥ドキドキ・動けなくなる → ⑦不安発作 → ①

これを〈弥永式〉パニック障害「7つの不安」ループの法則と呼んでいます。このような悪循環のループがパニック障害には起こっています。

次頁の図をご覧ください。

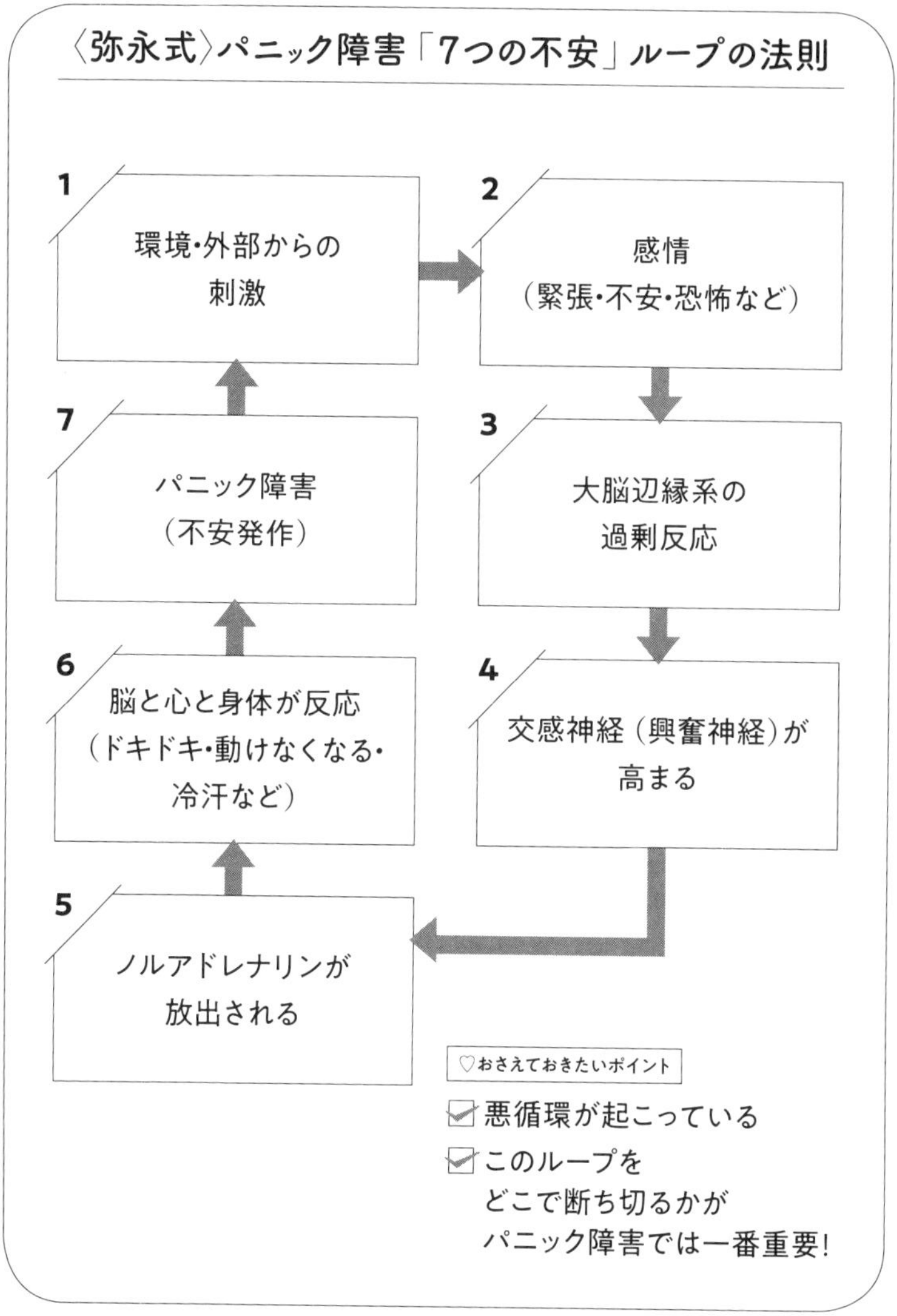
〈弥永式〉パニック障害「7つの不安」ループの法則
1
環境・外部からの
刺激
2
感情
（緊張・不安・恐怖など）
3
大脳辺縁系の
過剰反応
4
交感神経（興奮神経）が
高まる
5
ノルアドレナリンが
放出される
6
脳と心と身体が反応
（ドキドキ・動けなくなる・
冷汗など）
7
パニック障害
（不安発作）
♡おさえておきたいポイント
悪循環が起こっている
このループを
どこで断ち切るかが
パニック障害では一番重要！

どこかを断ち切るとこのループが途切れます。どこだと思いますか？

答えは、第4章でお伝えしますね。

薬も認知行動療法も私には向かない

当時の私は精神科に勤めていたので、知り合いの精神科医に相談しました。すると、抗鬱剤と抗不安薬を勧められました。

日勤が終わってから時間外で2時間も無償で話を聞いていただいたので断りにくく、私も薬を飲みました。

副作用で吐き気と頭がボーッとしてしまう感じが続きました。脳が違う人間になってしまう感覚に苦しめられ、医師の許可を得て薬を飲むのをやめました。すると今度は心理療法を受けてみることを勧められました。

そのためカウンセラーにも相談しましたが、

「それはパニック障害の症状ですね。あなたの考えを変える必要があります。認知行動療法が適応です」

と安易に教科書通りに言葉を淡々と並べ、事務的に分析する人や、

「そうですか、パニック発作なんですね」

とこちらの言葉をオウム返しにただ聞くだけの人。また、

「どうして私の言った通りに認知行動療法のコラム分析表（誤った考え方を紙に書いて修正する方法）を書いてこないのですか？　あなたが治るには、薬を飲み、認知行動療法で考えを変えるしかないのです！」

とひとつの療法だけに執着して、クライアントに押し付けてくる人もいました。

もう正直、うんざりしていました。

認知行動療法は左脳優位の米国のエリート層向けに開発された心理療法なので、かつてミュージシャンや作家を目指したこともある右脳系の私には全然合わないのです。やればやるほど限界を感じ、逆に「なぜ自分にはできないのか？」とできない自分を責めることになります。心理療法は修行なのでしょうか。

「そう、つらいね。わかるよ」と言われるたびに、この苦しみがわかるわけない、口先だけで簡単に言わないでほしいと絶望的になりました。

私は今、患者に「気持ちがわかるよ」とは絶対に言いません。

医師にもカウンセラーにも不信感をもっていた私は、薬や認知行動療法以外の方法で自分で治そうと決意しました。

第2章

こうして私は克服した

無意識にアプローチするしかない！

私を苦しめた「予期不安」と「広場恐怖」

当時、パニック発作の苦しみとともに、私を苦しめていたふたつの症状があります。それがパニック障害の症状である予期不安と広場恐怖です。

パニック発作が起きてから、それまで行けていた場所、たとえばコンサート会場・美容院や歯医者、映画館や車の高速・トンネルなど、すぐに脱出できない場所に行くとドキドキを感じ、またあの発作がここで起こるのではないか、起きたらどうしよう？　と考えるようになっていました。そして次第に行くことができなくなりました。

このように、24時間、またあの発作が起きてどうにかなってしまうのではないか？という強迫観念と不安にとらわれる症状のことを、予期不安と言います。私も24時間発作が起こるかもしれない恐怖に打ちのめされていました。

予期不安と広場恐怖

予期不安

24時間、発作のことを考えて不安や強迫観念に苦しむ状態のこと

広場恐怖

トラウマになっていて、発作が起きた場所や出来事、状況、あるいは発作が起きてすぐに逃げられない場所が怖くなり、避けるようになる。ひどい人は自宅から出られない

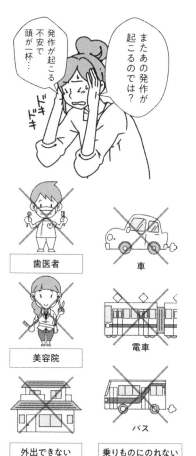

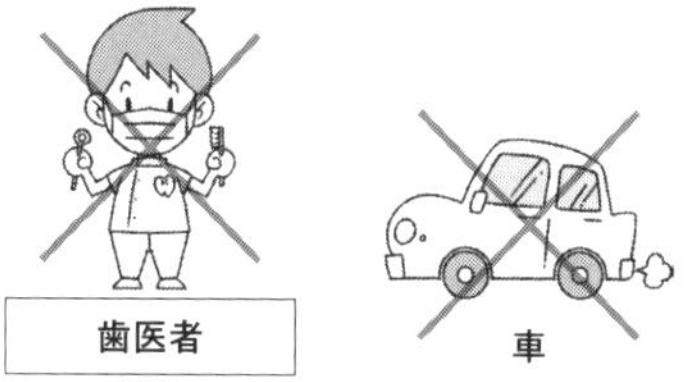

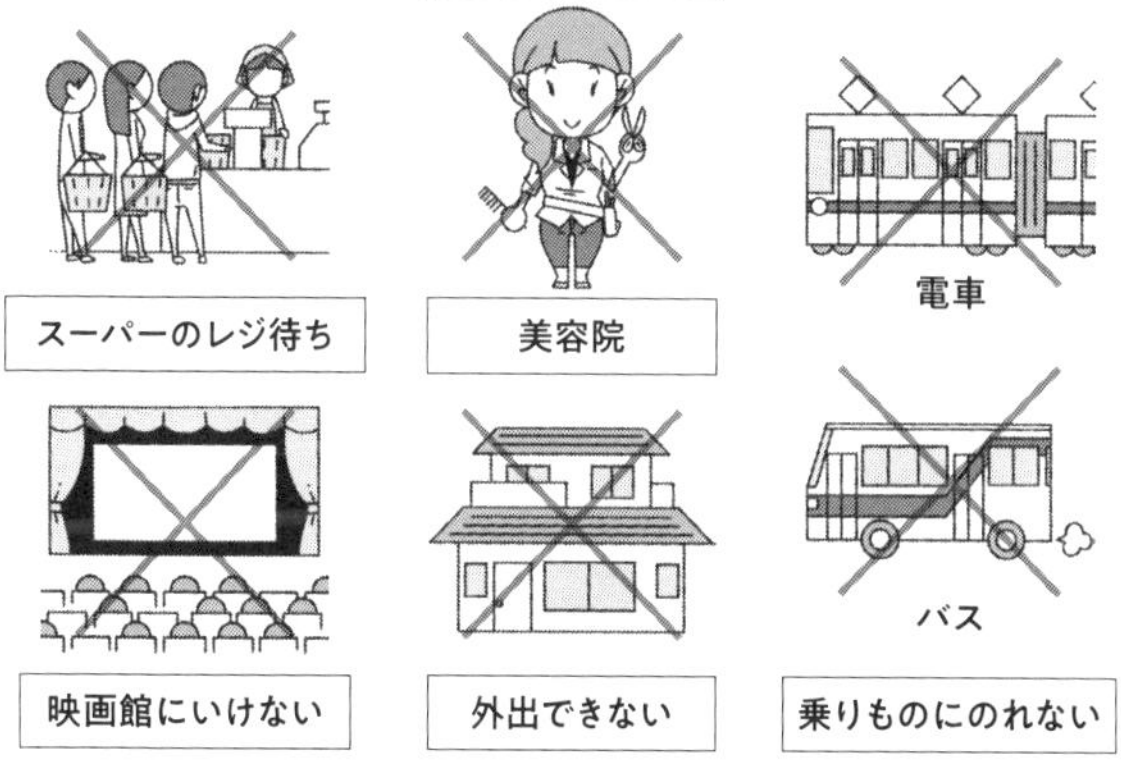

すぐに逃げられない場所……、スーパーでのレジ待ち・電車・バス・美容院・歯医者などの特定の場所が怖くて、その場所に行けなくなることを広場恐怖と言います。

私には夢がふたつありました。そのひとつがミュージシャンです。ロックシンガーとしてバンド活動をしていた私はライブハウスや音楽スタジオに入れなくなりました。もうひとつの夢であった、シップナースとして船に乗船して世界を航海することもできなくなり、ふたつの夢に向かって精いっぱい、今まで何年間も努力してきたものが、砂の城のようにガラガラと目の前で崩れ落ちていきました。

シップナースとは、船舶の医務室に勤務し、乗客や乗務員の体調管理を担う仕事です。シップナースとして旅行体験記やエッセイ、小説や絵を書いて作家としても活動したいという夢を抱き、そのために国家資格である「船舶衛生管理者」の資格を取得していました。

この資格があれば、航行中に、独自の判断で薬剤投与、注射、縫合、止血などの医療行為が行えます。緊急時は気管に挿管し、麻酔薬を使用して手術することも許されているのです。

しかし、オペ室や救急外来、内科、脳外科、整形外科などの臨床経験がなければ、緊急時に、患者の生命を助けることができません。そこで、救命救急、外科、内科、整形外科、オペ室、脳外科と一通り経験したあと、終末期医療に移り、当時、日本ではめずらしかったのですが、男性看護師として訪問看護も経験しました。いずれ世界中の海を旅することを夢見ていたのです。

夢破れ人生に裏切られ、涙しました。まさか病気のために、こんな結末になるとはまったく予想していませんでした。

夢が消えることはひとつの「生きがい」を失うことです。「生きがい」を失った私は、絶望とネガティブ思考に侵され、ついにはうつも発症しました。死にたいと思ったことが何度かあります。

現在はそのふたつの夢よりもやりがいのあることを見つけました。心理カウンセラーとして、また夢のひとつだった作家として本を書いています。

予期不安と広場恐怖、このふたつの症状がとくに患者を苦しめます。不安を感じながら仕事に行き続けていたら、発作を起こしてついに仕事ができなくなったり、特にひどい人だと、家から外出することが怖くなり、最終的にひきこもりになる方もいるのです。

「催眠療法を試してみよう」

私は、治療のポイントを3つに絞りました。

①突然くるパニック発作を何とか止める方法はないだろうか。
②24時間考えてしまう予期不安の恐怖と、日常の行動範囲が限定されてしまう広場恐怖を何とかできないだろうか。
③薬と認知行動療法以外で、効果のあるパニック障害の治療法はないだろうか。

当時、私の頭の中にあったのはこの3つだけです。

消去法で考えると、心理療法が妥当と考えました。

その他に、西洋医学以外の鍼灸や整体・食事・漢方薬などもありましたが、これらは身体全体を整えるというやり方です。確かにこの方法でも体質が合う人もいるでしょう。しかし私の場合、心にアプローチするしかないのではないかと思いました。

そもそも、幼少期にトラウマがあったからです。

精神科看護師時代に、多くの患者のカルテを見て、多くの患者に幼少の頃のトラウマがあることを知ってもいました。

はじめに医師から心理療法を勧められていたということもあります。

そういうわけで、心理療法のひとつである無意識にアプローチする催眠療法を試してみることにしたのです。


催眠療法を受ける前に催眠療法の本を読みました。そこには、西洋医学では、精神疾患は脳が原因とされているが、催眠療法では無意識のトラウマを原因と考えるということが書かれていました。西洋医学である薬物療法でアプローチしているのは、脳です。**薬で潜在意識を変えることはできません。**

「治るきっかけをつかんだのかもしれない！」と期待に胸を膨らませていたのを今でも覚えています。

催眠術と催眠療法はこんなに違う

当時はネットがなかったので電話帳で催眠療法を行っているところを探して行ってみました。

催眠というと、ＴＶの催眠術ショーのイメージから、催眠術で操られたり、コントロールされるのかと思いました。それでも、蛇恐怖の人が、催眠術にかかって蛇を触れるようになったりした番組を見たことを思い出して、勇気を出して催眠療法を受けたのです。

この当時、知識のない私は勘違いしていたのですが、催眠療法は催眠術とは違っていて、脳科学的・医学的・心理学的に認められていて、米国医師会、英国医師会にも正式な治療法として承認されています。

雑誌「American Health」に掲載されたアルフレッド・A・バリオス博士による心理療法調査で、催眠療法をはじめとした各心理療法の回復率が次のように明らかにされています。

・精神分析６００回のセッション後、回復率は38％
・行動療法22回のセッション後、回復率は72％
・催眠療法６回のセッション後、回復率は93％

催眠療法の効果はこのように目ざましいものがあります。

催眠は相手にコントロールされたり、意識がなくなるものでもありませんでした。セラピーを受けている間も意識がありますし、眠らされているわけでも、操られているわけでもなかったのです。そして、催眠状態とは、決して特殊な状態ではなく、私たちが１日に、12回程度自然に体験している状態と知りました。

たとえば、映画を見ていて映画に没頭して泣いてしまったり（その映画は現実に起こっているわけではない）、眠りに落ちる前のまどろみの中にいる、そんなリラックスしている状態が催眠状態なのです。

カウンセラーの誘導する声も聞こえるし、自分の思いも催眠療法中に話すことができました。

頭で理解しても効果が出ない理由

一般のカウンセリングですと、話を聞くだけになってしまいます。

しかし、催眠療法は違います。無意識（潜在意識）と言われている部分にアプローチして、パニック障害になった本当の心の原因を探り、癒して解放します。よいイメージを植え付けることもできます。

人の心は、表面意識と言われている普段の意識が10%、自分が自覚していない潜在意識が心の90％を占めます。

一般のカウンセリングは、このたった10％の頭で考えられる意識を使って行われているために、なかなかうまく効果が出ないことを知りました。

細胞生物学者で世界的に著名なブルース・リプトン博士は、私たちの表面意識と潜在意識の力についてこのように述べました。

・私たちがする行動の95～99％は無意識（潜在意識）によってコントロールされていることが研究で明らかにされている。

・潜在意識は１秒間に２００万もの刺激を処理しているが、意識が解釈できるのは、たったの40である。

催眠療法を受けてから、このことを独学で勉強して知り、衝撃を受けました。

今まで、**たったの10％の非力な意識の力だけで、パニック障害を治そうとしてきた**……。**認知行動療法も意識を使うので、10％の力にすぎないのだ!!**と。

あなたの人生脚本を変える暗示を入れよう

うまくいかない性格や病気、パターンのすべての原因は、幼少期のトラウマや、マイナスの人生脚本（シナリオ）のせいである、と説く世界的な心理学者がいます。

その人の弱さや偏見などが色濃く描き出される人生脚本は実は、0～6歳までに完成されるのです（私はこれを潜在意識に植え付けられたマイナスの人生脚本と呼んでいます）。

こうした、潜在意識に植え付けられたマイナスの人生脚本によって、人生が決定づけられてしまうということを知ったのです。いくら変わろうと努力しても難しいのは、ここに問題があることに気づきました。そこで、潜在意識の人生脚本を変えていく暗示を入れてもらうと、パニック障害の発作があまり出なくなったのです。

それをきっかけに、動けるようになった私は催眠療法の本を片っ端から読み始め、自ら催眠状態に入り、治るための暗示を入れるようになりました。

さらにネガティブな人生脚本をプラスに書き換える方法があることを知ります。パニック障害になった本当の原因がわかるまで年齢を逆行する年齢退行催眠療法という方法を試しました。これは潜在意識の記憶を、「なぜパニック障害になったのか？」その根本的原因がわかるときに戻すのです。

その結果、父親から勉強ができなくて叩かれている場面が浮かんできました。幼少期のその記憶を催眠療法でよい記憶、具体的には、父は叩いて教えるのではなく、本当は優しく諭すように教えてくれているというものに書き換えて、トラウマを解消してもらいました。抑圧した感情が解放され、涙があふれ心から癒されました。

催眠療法下で暴露療法をするメリット

そのほかにも、催眠療法の中で受けた暴露療法（実際にパニック発作が起こった場所や、恐怖を感じるところに少しずつ行き、不安や恐怖に慣らしていく治療法・心理療法のひとつ）は実際の苦手な場所に行くわけではないので、安心して行うことができ、実際にその場所に行くときの不安を軽減することになりました。

実は人間の潜在意識は、イメージと現実が区別できません。ですから、催眠の中で不安な場所に行くことをトライすると、潜在意識は、「実際に行けた!」と誤解するのです。それを潜在意識に植え付け、自信をつけます。このイメージの力を利用するのが催眠下で行う暴露療法なのです。

パニック障害の広場恐怖に対しては、「メンタルリハーサル法」という催眠の中で徐々に苦手な場所にいることに慣らしていき、それを潜在意識に植え付けていくという方法があります。

そのときの催眠療法カウンセリングには人生を変えるほどの衝撃がありました。かくして私は催眠療法専攻の大学院でカウンセリングや臨床心理学を学び、主に臨床催眠の分野でカウンセリング学博士号を取得するに至ります。

*重要　現在、日本国内において催眠療法を行う催眠療法士（ヒプノセラピスト）は、

民間資格であり、知識も技術も非常にばらつきがあります。私から見て、正直お勧めできる催眠療法士はとても少ないという状態です。

催眠療法だけでなく、トラウマ治療の心理療法を３種類以上使うことができ、精神科・心療内科での臨床経験のあるカウンセラーをお勧めいたします。

なぜ私は薬に頼らなかったのか？

パニック障害になると脳の興奮を抑えるために、ＳＳＲＩ・ＳＮＲＩ・三環系抗うつ薬などのいわゆる抗うつ薬が処方され、飲み続けるように言われるはずです。

また、パニック発作時は抗不安薬という薬を飲むように言われます。確かにパニック発作が起きたとき、頓服的に抗不安薬を飲み、30分安静にして症状に耐えれば、発作は落ち着いてきます。

この本を読まれているあなたは、不安や恐怖に敏感です。
だから、あまり不安をあおることを言いたくはありませんが、精神科看護師であった私は、投薬治療を続けてパニック障害が治っているのか？　を病院でリアルに見てきましたし、患者さんから相談も受けてきたので、薬についてもちゃんと書こうと思います。

私は薬物療法には賛成派ではありません。薬は一時的な不安を抑えるだけのものであり、パニック障害を治しているのか、と言われると疑問を感じます。

なぜなら、約半数つまり5割が再発しているからです。

このような臨床データがあります。

パニック障害克服後に、

・とりあえず健康を維持している……30％

・再発、以前よりも程度が軽い……50%
・再発、以前と同程度または悪化……20%

このデータを見る限り、70%が再発しているのですね。
つまり、完治しても再発しやすいのがパニック障害ということです。
うつ病も再発率6割であり、ほぼ同じです。

薬は本当に治しているのか?

本当に薬で治しているのならなぜ再発するのでしょうか?

それは単に薬で症状を抑え込んでいるだけだからです。ずっと飲み続けなければならないのならば、本当に治していると言えるのでしょうか?

薬を飲まなくてもよくなるのが本当に完治したということです。

また、薬は作用と副作用が必ずワンセットでついてきます。クスリを反対から読んでみてください。リスクと読めます。

体の中で薬が効いている、作用しているならば、その反対に体の中で副作用（リスク）は起こっています。

SSRIは脳を興奮させます。

抗うつ薬を飲まれている人の自殺や、破壊願望からの自傷行為などが繰り返され、厚生労働省も、SSRI（パキシル、ルボックス）の使用に警告を出しているのです。ネットで「〇〇〇（薬の商品名）危険」と検索すれば、わかるはずです。

抗不安薬に関しては耐性がつくことが有名で、デパス0.5mgで不安が落ち着いていたのに、4週間以上使用すると、1mg飲まなければ落ち着かなくなる人もいます（個人差があり、すべての人がそうなるというわけではありません）。禁断症状として血中濃度が下がると覚せい剤を抜いたときのように、さまざまな苦しい症状（離脱症状）が出てきます。

やっと、国も抗不安薬の処方について規制を始め、現在では3種類以上出せなくなりました。

真因を見つけない限り根治はない

また、精神の薬はすぐにやめることはできません。

抗うつ薬に関しては2年。抗不安薬に関しては3か月で徐々に減らしていくことが好ましいと言われています。しかしこれはあくまで目安であり、実際は、何十年と離脱症状に苦しんでいる人が大勢いるのです。

私は精神科看護師ののち、病院のカウンセラーもしていましたので、患者さんのカルテから医師の診察や薬の処方内容のすべてを見ることができました。

現場では10～20年と薬を飲み続け、症状を抑えて生活している人が多くいます。

発作が起こった本当の「潜在意識のトラウマ・ストレスや不安」という根本に目を向けずに薬で抑え続けているのが、今の日本の精神医学のパニック障害やうつ病を含む精神疾患の治療だと感じています。

病気の根本を見つけ治さない限り、根治はないというのが私のカウンセリングの考えです。

＊抗精神薬を現在飲まれている方は、自己判断で薬を飲むのをやめないでください。離脱症状・禁断症状が起こる恐れがあります。
自己判断で中止せずに、必ず主治医と相談して断薬・減薬するようにしてください。

英国、ニューカッスル・アポン・タイン大学名誉教授であるヘザー・アシュトン教授によって書かれたベンゾジアゼピン系薬剤と離脱法についての解説書である「アシュトン・マニュアル」はひとつの参考になると思います。

ヘザー・アシュトン教授は、臨床精神病理学を専門とする医学博士であり、精神薬の専門家です。禁断症状や副作用についても詳しく書かれています。

ネットで「アシュトン・マニュアル」と検索していただければ英語と日本語で読むことができます。

ここまで薬に対して否定的なことを書きましたが、薬物療法を頭ごなしに完全に否定しているわけではありません。現に私のクライアントは薬を飲みながらもカウンセリングを希望される方ばかりです。

何を選択するかは患者の自由です。個人的には、西洋医学と代替療法（西洋医学以外の方法）のお互いが補い合うことが、患者にとってよいのではと考えています。

副作用がなくパニック障害が治るならば、そのほうが体に優しいのでは……。そう考え、私自身は心理療法でお力になりたいと思っています。

＊本書に書かれた内容の実践はすべて自己責任の元、行ってください。
出版社および著者は責任を取ることはできませんので、どうぞご了承ください。

うつ病より多いパニック障害

患者数　うつ病 100 万人　＜　パニック障害 480 万人

100人に4人（25人に1人）約480万人が苦しんでいる

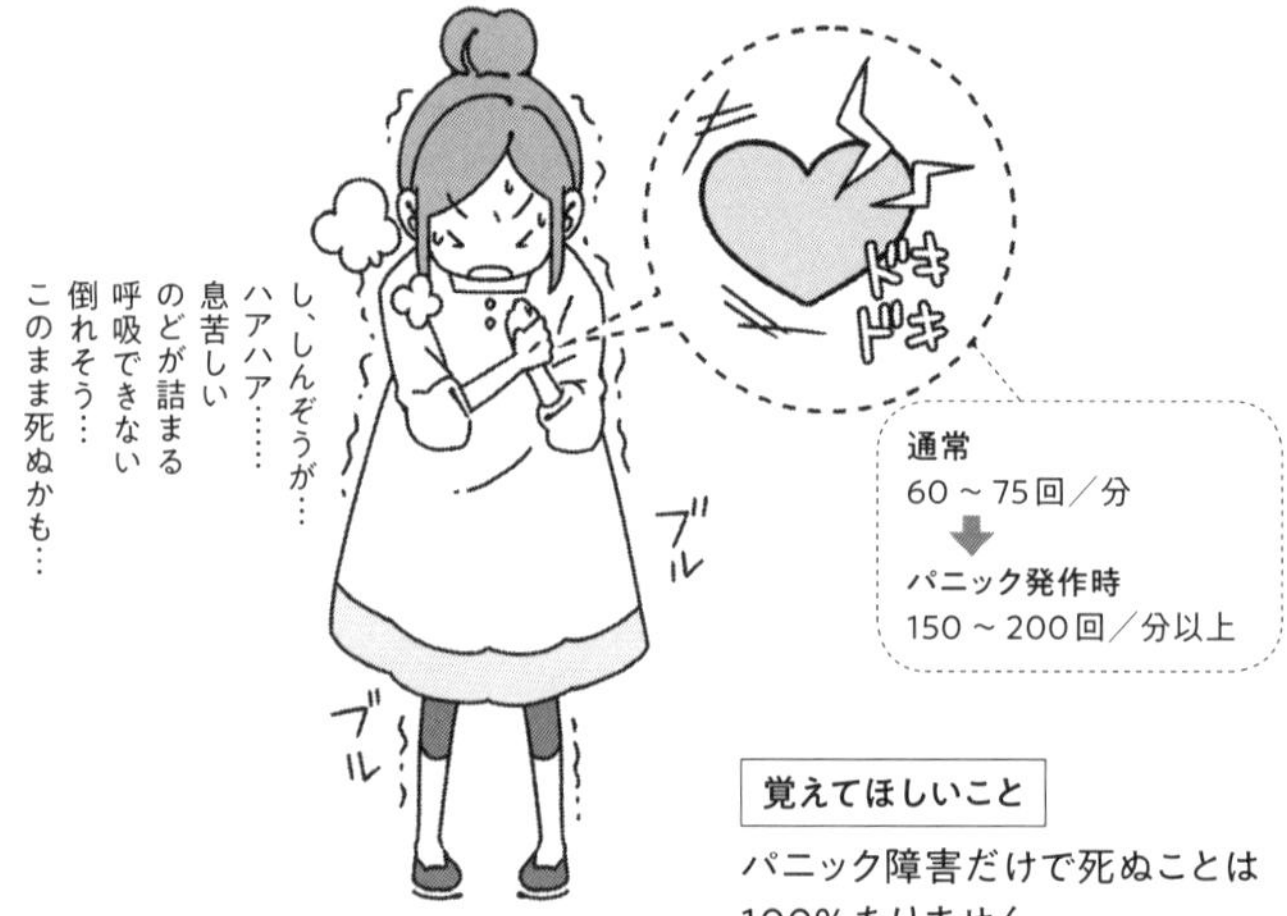

し、しんぞうが……
ハアハア……
息苦しい
のどが詰まる
呼吸できない
倒れそう…
このまま死ぬかも…
ドキドキ
ブル
ブル
通常
60 ～ 75 回／分
パニック発作時
150 ～ 200 回／分以上

覚えてほしいこと

パニック障害だけで死ぬことは
100%ありません

コントロールできない突然の体の不調に襲われるのが、
パニック発作

⬇

この本では

薬を使わず、自分でこのパニック発作を抑える
17の方法をご紹介しています！

ここまでパニック障害のことをお伝えしてきました。

安心してもらうために、この章の最後に次のことを強調しておきます。

パニック発作では、死ぬかと思うほどの恐怖を感じますが、実際は危険の警報が体中で鳴り響き、身体が過剰反応しているだけです。時間の経過とともに自然と落ち着いてきます。

心臓の筋肉はそんなにヤワにできておらず、発作で心臓が止まるということはありません。

ですから安心してください。

心臓がバクバクとし、パニック発作が起こっても、絶対に１００％死ぬことはありません。

心疾患などの持病のある方は循環器科などの専門科で心臓に異常がないか、心電図検査、心エコー検査など調べてもらったほうが安心できるはずです。

パニック障害の治り方を知っておく

私は、回復期に入ったころ、故意に、自分で発作を起こしました。

これはパニック障害を「完治させるためには必ず通る道」なのです。

しかし、不安が強く、発作が頻回に起こっている初期の段階ならお勧めしません。

発作の回数も収まり、自分で発作を抑える方法を学び、暴露療法もかなり成功するようになり、自分の中に安心感がもてるようになったら、「パニック障害の卒業試験」として試してください。本当に治るんだ！　という勇気が出ます。

私はわざと何度も早い過呼吸を繰り返して、パニック発作を起こし、本書に書いたテクニックを使い、リカバリーしました。自信と安心感を確認したときでした。

パニック障害は、ある日突然に治るというよりも、今まで恐ろしかった場所に行っても恐怖や不安感を少しずつ感じなくなったり、発作が起きても自分で対処できたり……、といったことの繰り返しで、日を追うごとに、波はありますがよくなっていく病気です。不安を感じなくなる日がきます。それが完治した状態です。

第3章

発作を消すのがいちばん！

「自分で症状をラクにする技術」を身につけよう

〈弥永式〉回復の方程式

カウンセリングのときに、私が一番はじめにお話しするのが、パニック障害回復への方程式です。公式とも言えるかもしれません。

パニック障害の回復
=症状をコントロールする力×トラウマ×適切な暴露療法×遺伝子オンの生き方

＊暴露療法とは、予期不安や広場恐怖を感じる場所に、不安がありながらも外出してゆき、発作が起こらないことを体験していく行動療法のひとつです。怖い場所をひとつずつ克服していく訓練です。これを行わないとパニック障害からの回復は現実的に難しくなります。

〈弥永式〉パニック障害回復の方程式

症状をコントロールする力 × トラウマ ×

適切な暴露療法 × 遺伝子オンの生き方

＝ パニック障害の回復

方程式は足し算ではなくかけ算

1＋1＋1＋1＝4ではなく、1×2×1×2＝4

ひとつでも項目に“0”があると、他が5でも0になる

症状をコントロールする力 0点 × トラウマ 10点 ×

適切な暴露療法 10点 × 遺伝子オンの生き方 10点

＝ パニック障害の回復は 0点

になってしまう

だから…

これらのひとつひとつをきちんと知って、
適切に点数を取っていくことが回復につながります！

この方程式に乗っ取って行動すれば、パニック障害からの回復が可能になります。実を言うと、1＋1＝2というような回復の仕方ではありません。なぜなら、症状に波があるからです。

今日頑張って、1＋1＝2になったとします。だからといって次の日には2＋1＝3と、3の不安が軽減した状態から始められるわけではないのです。

ここを知っておかないと、不安発作に襲われて、さらに自信を喪失します。

パニック障害の回復は**足し算ではなくかけ算**です。

この方程式に数値を入れていきましょう。暴露療法がよくできて最高得点10点、その他の要素も10点だとしても、症状をコントロールする力が0なら、

パニック障害の回復
＝症状をコントロールする力（0点）×トラウマ（10点）×適切な暴露療法（10点）
×遺伝子オンの生き方（10点）

＝0点

になっています。これは今まで誰も明らかにしなかった真実です。

一番大切なのは、症状をコントロールする力

パニック障害で悩んでいる方に一番大切なのは、パニック発作を自分でラクにできる技術を身につけるということです。

パニック障害の根底には、**死ぬことへの恐れ**があります。そこで生き抜くことができるという**安心感が重要**になります。

67ページの図を見ていただければわかるように、安心感という土台がしっかりと形成されて初めて、自信がつきます。

自信がつくとは、突然、パニック発作に襲われても、**自分自身で発作をラクに抑えることができるセルフケアテクニックをしっかり身につけているということ**です。

苦手な場所に行ってもし発作を起こしても、近くのベンチや電車のシートに座ったまま、自分の力でパニック発作を回避できるんだ、救急車を呼ばなくてもすむのだという確信です。

これがないと、何をしても自信につながらず、安心感が得られません。

発作が消せる症状のコントロールの技術を学んだ上で、さらに自信がわくと、かけ算で今まで行けなかった場所へと行動できるようになります。

それが治療・克服につながっていくのです。

だから私は、まずは、不安・パニック発作を抑えられるセルフケアの方法やトラウマ、遺伝子をオンにする自分で簡単にできるワークをお伝えしたいと思って、この本を書いているのです。

パニック発作があり、予期不安、広場恐怖に苛まれていると、今までの自分を失っ

〈弥永式〉パニック障害を治す6段階アプローチ

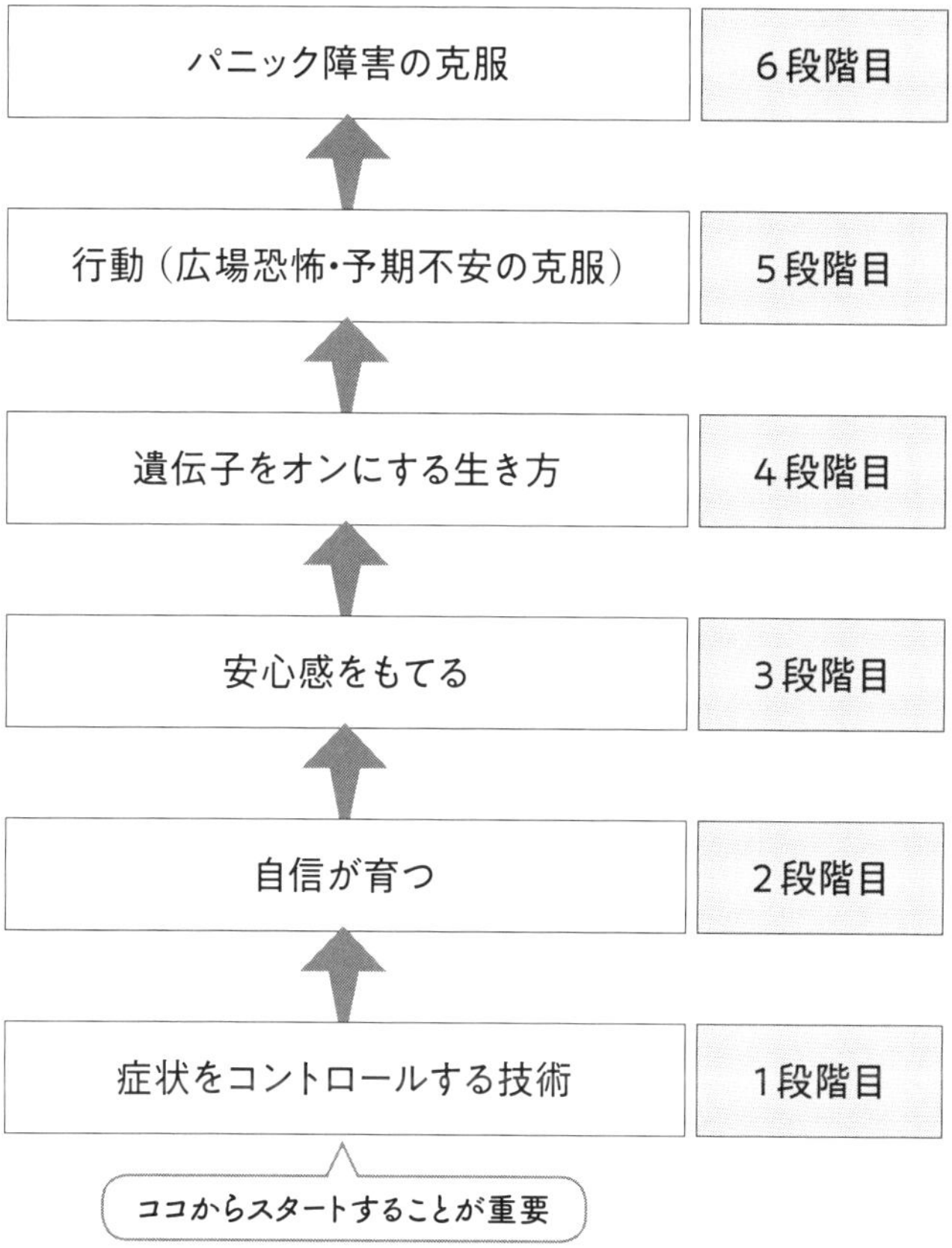

てしまったようなロスト（喪失感）を感じます。

それは自分の体の半分がなくなってしまったかのようなとてもつらい経験です。

好きで病気になる人なんて、ひとりもいません。

症状をコントロールをすることで、パニック発作を切り抜けられる感覚を覚えていきましょう。


パニック発作を切り抜けられるという感覚 → 大丈夫だ → 人生を取り戻した感覚 → 自信になる → 安心感

この安心の土台をしっかりと根付かせることが、本当に重要なことなんです。

〈弥永式〉不安コップ理論

71ページの図を見てください。コップはあなたの心です。

コップの中に、水が入っていますよね。

この水の成分は、ストレスや不安・トラウマです。

仕事や日常生活における人間関係や外部からの刺激により、ストレスや不安はコップの中に溜まっていきます。

そして、この溜まった水がコップからあふれ出たとき、それがパニック発作になります。


パニック発作にならないためにはどうしたらいいと思いますか？

そうですよね。満タンになってあふれ出てしまうことがないように、コップの外に水を出しておけばいいわけです。


こうすることで、ストレスや不安が溜まることはありません。あなたは初めて安心感というものを得られるようになるのです。

パニック障害の人はいつも強い不安や緊張状態にありますよね。安心感を大きくして、

安心感　＞　恐怖・不安

この状態にしておくことが大切なのです。

認知行動療法はどうしてうまくいかないのか？

一般のパニック障害の本で勧められていることは、薬を飲みましょう、認知の歪みを自分で治しましょう、不安になるのはあなたの考え方やとらえ方の価値基準が歪んでいるためですから思考のクセを理論的に修正しましょう——ということです。

その点、本書はまったく違います。

内服治療で落ち着くのなら続けてください。ただ薬には副作用があります。

〈弥永式〉パニック障害の不安コップ理論

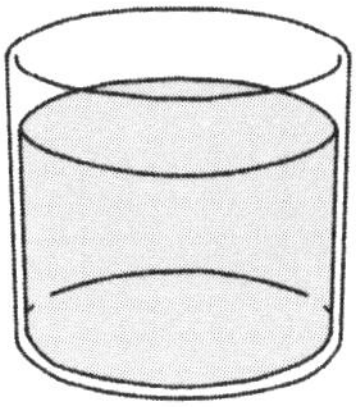

容器はあなたの心
水は不安やストレス、トラウマ

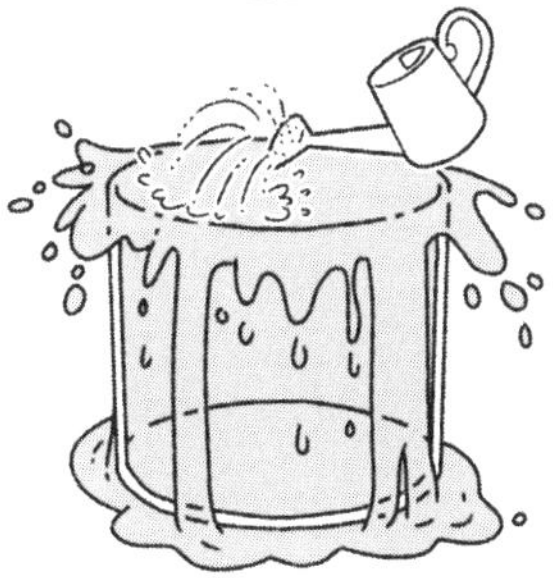

この状態が、ストレスが
心から溢れる「パニック発作」

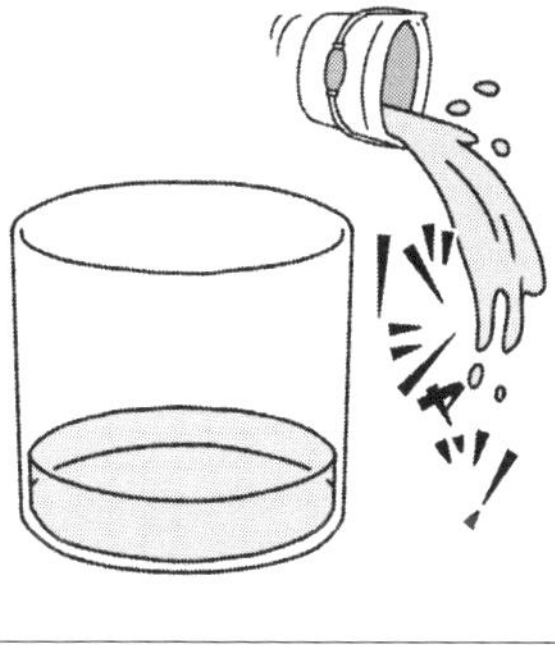

パニック発作を
起こさない方法

バケツで水を外に出すこと

水を出す行為 ＝ 自分でできるセルフケア

認知行動療法でよくなっている方がいればそちらも続けてください。

できれば薬を飲みたくないと思っている方、そして認知行動療法に効果がなく絶望されている方に、こんな方法もあるということを、この本はお伝えすることを目的としています（薬物療法や認知行動療法を完全に否定しているわけではありません）。

認知行動療法が生まれたのはアメリカです。

実は考え方を変えてとらえ方を直すという発想は、アメリカのエリート階級に向けて作られた方法なのです。

左脳が優位で論理的な方には、自分の認知の歪みをうまくとらえ、違う考え方をすることはそんなに難しくないようですが、あまり論理的ではない方や、感情や感覚を大切にされる方、**特に女性の方の中には、難しく、受け入れがたい**人が多いのです。

実際に、たくさんのパニック障害の患者さんが、認知行動療法を試してうまくいかずに、私のもとに相談に来ています。

認知行動療法を行う難しさを知らない方は、「考え方を変えても私は全然よくならないし、認知を変えることが苦痛だ」とますます自信をなくし、悪循環で苦しんでいるのです。

自分で症状をコントロールする最先端技術

私は認知行動療法や薬以外でパニック障害を治す方法を学び続け、患者さんに応用していただきながら、弥永式メソッドとして改良を続けてきました。

成果がきちんと出るようになり、効果があることを確証できるようになりました。私が診たパニック障害の患者さんたちは、ほぼこの方法でラクになっています。

たとえ再発があっても、自分で発作をコントロールする技術を身につけているので不安になることはありません。今までは自分で発作を抑える方法を知らなかったために、どうすればよいかがわからず不安になっていたのです。

本書には、遺伝子をオンにする方法やトラウマを身体技法でラクにするアプローチなど、最先端のセルフヘルプの方法が書かれています。パニック障害からラクになれる本として、この先ずっと読み継がれていってほしいと思います。

第4章

よくなる過程には波がある

知っておきたい回復のステップ

一歩進んで二歩下がる？

パニック障害には症状の波があります。このことを知らないとつらい思いをします。

「弥永先生、薬を飲んで無理やり電車に乗って、なんとか大丈夫かも、と思ったのですが……。いつでも逃げだせるように電車の乗り込み口の近くの席に座りたかったんですけど、そこはすでに座っている人がいて……、恐怖で発作を起こしてしまいました。グッタリその場に座り込んでいたものの、なんとか次の駅で降りてベンチで横になり、頓服の抗不安薬を飲んで落ち着くまで休んでいました。とても苦しかった……。今回は失敗です！」

心療内科で、薬を飲んで不安を抑えたら、苦手な電車に乗ってみるといいと医師から言われ、実践したそうです。

私のカウンセリングに来られる方には、こうして再びパニック発作を起こし、より

パニック障害の回復プロセス

図A

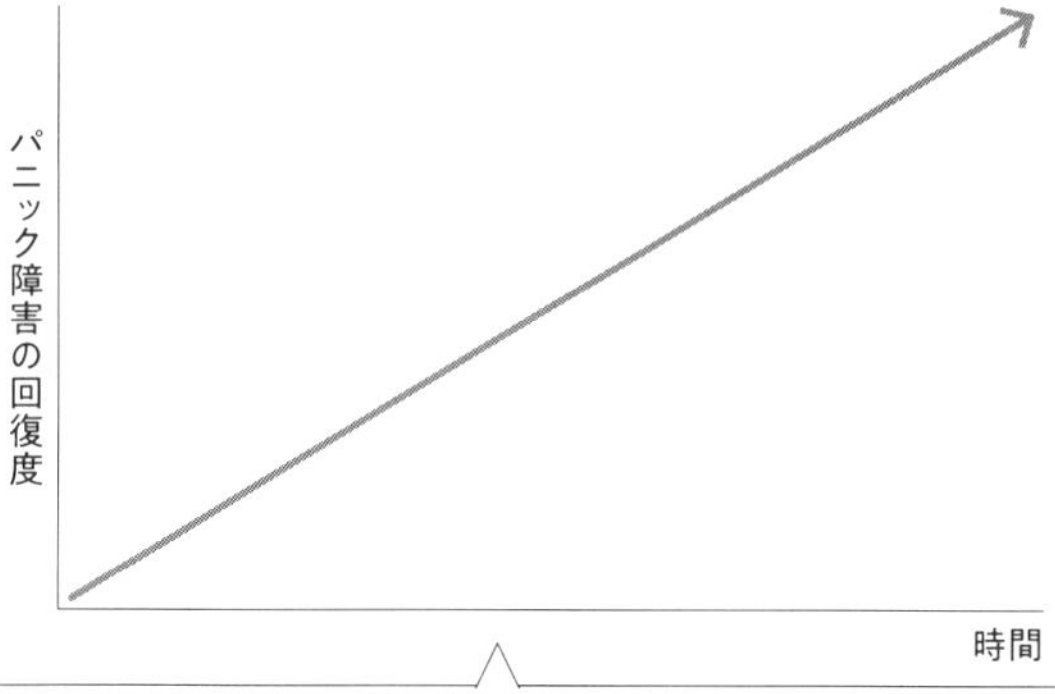

多くのパニック障害の患者さんは、時間の経過や治療とともに右肩あがりでよくなっていくと思っています。

図B

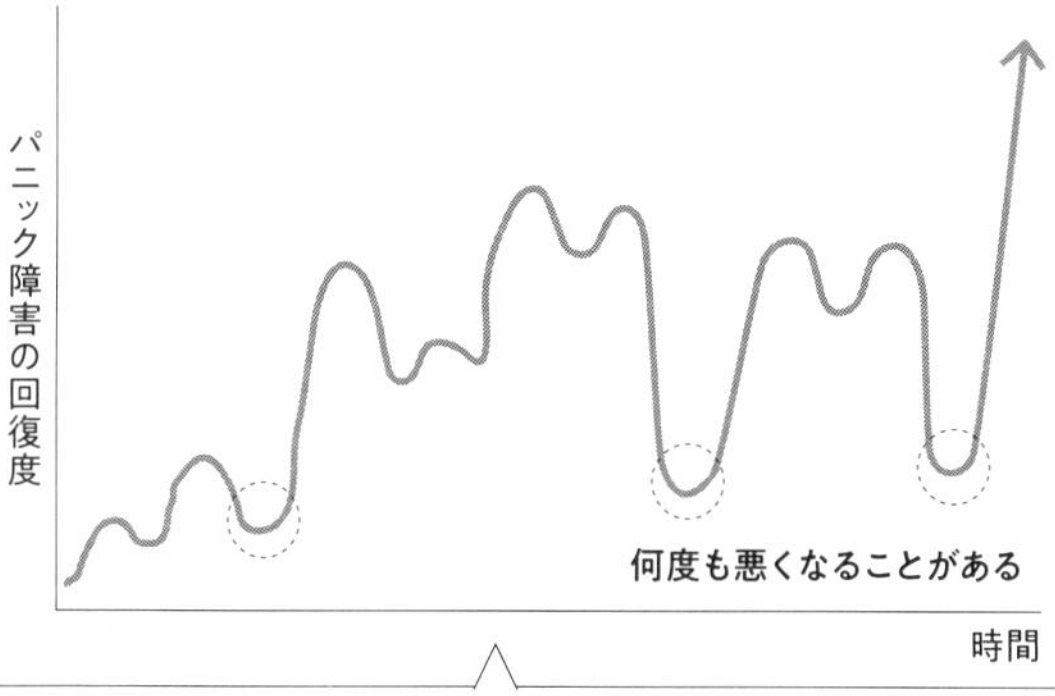

図Aのような直線ではなく、波があり、時にはひどくなることも。それを繰り返しながら少しずつよくなっていきます。

恐怖が増し、日常生活の行動範囲がますます狭まっている人が多くいます。

ここでパニック障害のあなたに質問したいと思います。

あなたはパニック障害がどのような回復過程をたどり、治っていくのかをご存知でしょうか？

パニック障害の患者さんに、私はいつも77ページのグラフを書いて説明しています。薬を飲んで頑張って行動すれば、図Aのようによくなっていくとほとんどの方が思っているということに気づきました。

精神科・心療内科の医師は回復過程の説明を患者さんに一切しません。薬を出すことと病名をつけることが医者の仕事であり、心理療法は精神科医や心療内科医の専門ではないからです。

来院されるパニック障害の患者さんはこの図のように回復されると思っているので、無理をして行動すればよくなると思っています。

実はそうではありません。

パニック障害の回復プロセスのグラフは図Bのような形になります。

よくなったり、悪くなったり、あるいは二歩進んだと思ったら三歩後進ということもあります。

このことを知らないから、発作が起こるたびに「自分はもう治らないのではないか……、昨日よりもさらに悪くなっている」と落ち込むのです。

今　この図をしっかりと頭に入れて、今日失敗したとしても、まだドキドキしたとしても、**よくなったり悪くなったりしつつ、少しずつよくなっていく、**ということを理解する必要があります。

〈弥永式〉パニック障害を治す6段階のアプローチ

第1章でお伝えした「〈弥永式〉パニック障害『7つの不安』ループの法則」をこ

こでもう一度思い出してください。

どこを抑えるのが回復の第一歩かというと、7のパニック発作です。

この発作をまず抑えることで、他の1～6の悪循環を断ち切ることがもっとも重要です。

「〈弥永式〉パニック障害を治す6段階アプローチ」（67ページ）の通りに進めていくのが、セルフ治療としてもっとも効果的であり、カウンセリングでもこのことを一番にお伝えしています。

症状をコントロールできるようになったら、自分を取り戻す自信がついてきます。発作が起こることが怖くて、なかなか行動できずにいたけれど、発作が起きても自分自身であわてずに対処できた、という実感があなたの安心感につながります。

そして、波はあるものの、少しずつ発作の間隔も空いてきます。体調がよい日が増えていくのです。

そうなると、次の段階、つまり5の段階に移ります。

５の段階は、行動（広場恐怖・予期不安の克服）でしたね。

小さく変える――暴露療法で不安に慣れる！

不安発作を自分で抑える、コントロールする力がついたら、次の治療は暴露療法を自分で行うことです。

これはパニック障害の予期不安や広場恐怖を克服するためには絶対に必要な過程になります。言うなれば最後の砦みたいなものです。

初めて発作を起こした場所に行くことは、怖くて体がなかなか動かないことがあります。

実は私も、冒頭でお伝えした患者さんのように、何度も失敗したことがあります。回復の過程も知らず、強引に車を運転していたら、渋滞に巻き込まれ、過呼吸発作を起こしてしまったのです。

その結果、自信を失い、車の運転ができない時期が長くありました。

本書で私がお伝えしていることを、当時の私が知っていたら、ずいぶんラクになれていたと思います。

そう思うと、つらいパニック障害と戦い続けているあなたに、誠心誠意・全身全霊の気持ちでエールを送りたいと思います。

この本を人生のコンパス・羅針盤にして、暴露療法を乗り越えましょう。

大丈夫です。この本の中でいつでも、私はあなたのそばにいます。

暴露療法に取り組むときに、絶対に知っておいてほしいことのひとつに、「**大きく変えずに、小さく変える**」ということがあります。

たとえば、東京の渋谷駅から田園都市線に乗って神奈川県の二子新地まで行くことをゴールに設定したとしましょう。

渋谷→池尻大橋→三軒茶屋→駒沢大学→桜新町→用賀→二子玉川→二子新地と8駅

の行程です。

いきなり渋谷から二子新地までひとりで行くと、途中で不安度が大きくなり発作を起こしてしまいがちです。

ですから、最初は、ひとりで行くのではなく、誰か信頼のおける人と一緒に練習することをお勧めいたします。

不安段階表の使い方

また、不安段階表を作りましょう。

不安段階表とはこの駅まで行くのにどのくらいの不安度数なのかをあらかじめ、実際に書いておく表です。

渋谷駅０点、池尻大橋２点、三軒茶屋３点というような感じです。

そして実際に行ってみてどうだったか、そのときの自分の対応や体調、次回への改善点や心構えなどをまとめておくのです。

読み返すことで自分の弱点や今後の課題、克服する点などが整理されていくと同時に、回復していることが客観的にわかります。一時的に悪化しても落ち込まないでください。それを繰り返してよくなるのです。

座席も重要で、扉の前の席は不安が少ないはずです。駅に着いたらすぐに下車できるからです。しかし、席が空いてなくて、扉の近くに座れなかったり、立てなかった場合は不安は強くなります。

信頼のできる人とふたりで、まずは渋谷から池尻大橋まで乗ってみましょう。問題なく乗ることができたら、次は渋谷から三軒茶屋という感じで、少しずつ進めていきます。

ふたりで、渋谷から二子新地まで往復できるようになったら、今度は席を扉から離れた場所にして乗ってみます。それを繰り返して自信をつけます。

これをクリアできたら次の段階に行きます。

今度は自分ひとりだけで、渋谷から池尻大橋まで乗ります。
次は渋谷から三軒茶屋までです。
そのようにして、少しずつ、少しずつ慣らしていきます。

大きく変えてはダメなわけ

人間には恒常性機能（ホメオスタシス）が生まれつき、誰にでも備わっています。
たとえば、私たちの体温は一定に保たれており、体の中のpHはpH7・35±0・5程度に保たれています。高熱を出しても風邪のウィルスや細菌が人体から排出されると元の平熱に戻ると思います。このような元に戻そうとする働きのことです。

このホメオスタシスを理解してパニック障害の暴露療法を行わないと、なかなかうまくいきません。

大きく変えれば大きく効果が出ると思い、つい無理をして、最初から渋谷から二子新地まで乗ってしまうのです。

これだと、たとえ乗れたとしても、ホメオスタシスの影響を受けて定着しません。**大きく変えると、振り戻しの力が大きく働き、もとの症状に戻るのです。**回復が遅くなりますし、もし発作を起こしたら、暴露療法は自分に合わないと、やめてしまうことにもなりかねません。

いつまでたっても、広場恐怖や予期不安から抜け出すことが困難になります。

私はこのことが、これまで**伝えられていないので、無理をすることで回復が遅れるのではないか、**と思っています。

あなたは今日、この秘密を知ったのですから、絶対に無理をしないでください。

ホメオスタシスに逆らわないで、味方に取り入れて回復していきましょう。

不安の裏には願望がある

ここまで、自分の力である程度、症状をコントロールすることで不安はかぎりなく少なくなること、安心感と自信をもつことが大切なことを説明しました。

そして、症状の回復過程にも波があることを、また、暴露療法で大きな目標を細かく分割して小さな目標にし、一歩一歩ならして克服していくことがパニック障害の治し方であることもお伝えしました。

最後に**不安は本当は敵ではない**ということをあなたにお伝えしたいと思います。

第１章でお伝えしたように、トラウマから脳の誤作動が生じているためにパニック発作は起こります。

しかし、それは原始時代からもつあなたの生命を守ろうとする潜在意識下の働きが作動したということです。

大昔、毒蛇を知らなかった原始人のひとりが、森で蛇にかまれて命を落としました。それを見て危険だと学んだ他の人は、蛇を見ると恐怖を感じ、逃げだすようになったと思います。

つまり、不安や恐怖はあなたを守る原始時代からの生体防御本能なのです。

不安にはデメリットだけでなく、メリットもあります。

毒蛇を怖い、危険と思った人たちが命を守ってこられたのです。

また、自分は「こうなりたい！」「こうしたい！」という明確な願望が不安の裏側には隠れています。これを心理学では二次的感情（裏に隠れてる本当の感情）と言います。

たとえば、「電車に乗って発作が起こるかも」という不安の背景には、「安全・安心に電車に乗れる自信がほしい」という思いが、「人前でスピーチすると発作が出るかも」という不安には「本当は安心してうまく人前で話したい」が、また、「歯医者が怖い」には、「歯の治療を安全にしたい」という願望が隠れているのです。

心の底の願望を叶えるために、今、自分にできる小さな一歩は何だろうか？

このことを考えてノートに書き、回復ノートとして役立てましょう。より明確なゴール設定が可能になります。不安の裏側には必ず願望があるのです。

現在・過去・未来——不安を理解するヒント

不安には漠然としたものもありますが、不安を分類してみることで、自分がいつもどういった不安にとらわれて悩んでいるのかを知り、対応することができるようになります。

不安は3つに分類することができます。

①過去のトラウマ。過去の失敗から、また同じことが起こるかもと考えて不安になる。
②未来への不安。このままだと将来どうなってしまうのかと考えて不安になる。

③今の不安。嫌なことが起こって不安になる。

この3つです。①の過去のトラウマに関しては、みなさんも経験があるのではないでしょうか？

たとえば、幼いころ、可愛い犬を撫でようとしたら、腕をかまれてしまった。以来、犬に恐怖心をもち、大人になった今でも「また、かまれるかも」と思ってしまう、といったケースです。

このような**過去のトラウマに関する不安は、実は身体的なワークで取り除くことができます。**

変えられるものと変えられないもの

②の未来への不安は、このままでは将来病気になって、働けなくなってしまうのではないか、などのまだ起こっていないことに対する恐怖から発生します。

実はあなたが考えているほど不安は現実化しない、ということを知ることでラクになれます。

「過去と他人は変えられない。変えられるのは自分と未来だけ」という言葉があります。

相手を変えようと一生懸命になっても、相手が生まれてから蓄積してきた価値観はそう簡単に変わるものではありません。

相手を変えようと心理術などを学ぶよりも、自分が変わることのほうが建設的です。どう反応するかわからない他人への対応に悩むよりも、自分の考えや対応のしかたを変えることで、相手の反応に過剰に反応しなくなるのです。

未来に対する不安にも同じような面があります。

未来に対する不安は雪だるま式に増えていきます。しかし、それらの8割は現実には起こらないと言われています。

起こらないことに対して、不安のエネルギーで心を消耗するのはとてももったいないことです。

最後に、③の今の不安。この不安が一番多いのかもしれません。

この不安は持続しません。持続しないということを知っていると、どのように対応すればいいかがわかってきます。

人は、危険を回避するために不安という警告を出します。ですが、不安を軽くすることはできます。そのためには、不安をコントロールする技術が非常に大切になってきます。

パニック障害の発作の不安は、自分の力で変えられる不安なのです。

変えられない不安にエネルギーを注いでも疲弊していくだけです。このことを知ってください。

本書では、3つの不安①②③のすべてに対応できる技術をお伝えします。

パニック障害と戦わないこと

パニック障害や不安は敵で、これまでの自分の人生を台無しにしてしまう。私は自分の2分の1を失ってしまったような強い喪失感の中で漂って生きていました。取り戻そうとあがけばあがくほどに、分身の自分は離れていくのです。

パニック障害を敵と認識しているうちは、自分の心の中にパニック障害はいつもいることになってしまうことに気づいてください。

自分を失ってしまったような感覚の中、私は交流のある歌手、Be-B(和泉容)さんのシングル曲「It's All Right」を聴いていました。

「だって悲しいときには泣いて 泣いて強くなればいい」という歌詞がサビに出てきます。この歌を聴きながら不安を乗り越え、本当に泣いて強くなりました。ずいぶんと勇気づけられました。歌はいいなと本当によく思いました。歌には力があります。

私も以前は、ボーカル・ギター担当としてバンド活動をしていたのですが、パニック障害になってバンドも失い、音楽の夢をあきらめなくてはならないのかと思い悩んでいました。治りたいけどそんなに簡単に治らない……。ジレンマの日々。

結局　私はパニック障害を敵とみなすことをやめたのです。戦うことを放棄して、共存することを考えました。

まさに「あるがままに」。ビートルズの名曲「レット・イット・ビー」と同じです。戦うということは、つまり病気を治そうとすることは、潜在意識に、「パニックは敵だぞ。今は病気なんだぞ」ということを繰り返し刷り込むことになります。

これでは治るはずもありません。

もし、あなたが戦うことを意識しているのなら、自律神経も興奮して余計に治りが悪くなります。

あるがままに……、ゆだねてみる。

そんな気持ちでいることもパニック障害から回復したひとつの理由だったと思っています。

第5章

自己暗示で不安はどんどん軽くなる

心・身体・遺伝子に働きかける方法

日本人は不安になりやすい遺伝子をもっている?!

不安の性格タイプがわかる検査の研究（Noreen Goldmanらの研究／国・人種別の不安遺伝子の保有率を調査／The Serotonin Transporter polymorphism（5-HTTLPR）：Allelic Variation and Links with Depressive Symptomsより）でわかったことがあります。

私たち日本人は、他の国の人種よりも不安になりやすい遺伝子を多くもっているのです。

不安になりやすい遺伝子とは、セロトニントランスポーター（5-HTT）遺伝子のことです。この遺伝子は、「幸福ホルモン」などとも呼ばれる脳内神経伝達物質セロトニンの量を調整する役割をもっています。セロトニンは、快眠や精神の安定に欠かせず、うつ病などのときに脳の中で少なくなると言われています。

セロトニンの伝達に関する情報が書き込まれたセロトニントランスポーター遺伝子

は、

SS型　慎重で不安を感じやすい性格タイプ
LL型　非常に楽観的な性格タイプ

と大きく2種類に分けられます。

アメリカ人は遺伝子型LL型が全体の30％ですが、日本人は1.7％しかいません。日本人の80％は非常に慎重で不安を感じやすい性格タイプのSS型遺伝子なのです。

アメリカの学校では、生徒たちはみな自己主張が強く、思ったことは口に出して、相手と違う意見でもしっかりと自分の思ったことを伝えます。アメリカは意見を言わないと存在していないと思われる社会であり、この国では他人にどう思われるかを気にしないで、積極的に自分の意見を言うことが重要です。

日本人はその逆で自己主張はあまりせず、できるだけその場の意見に、無難に合わせようとする風潮があります。これも遺伝子のせいなのかもしれません。

自分に必要なDNAを目覚めさせよう

遺伝子と聞くと変えられないと思われるかもしれませんが、実は遺伝子をオンにしたりオフにしたり、切り替えることで、人は変わることができます。

私は遺伝子の研究者でも、専門家でもありませんが、世界的遺伝子研究の権威である筑波大学名誉教授である村上和雄先生の『生命《いのち》の暗号』（サンマーク文庫）を読むことで、心の動きにより、遺伝子のスイッチをオンにもオフにもできることを学ばせていただきました。

「遺伝子」というと、難しそうと思われる方も多くおられると思いますので、まずは、村上教授の書籍を引用しながら、遺伝子をご説明することから始めたいと思います。

人は細胞からできています。そして約60兆個の細胞が私たちの体にはあります。

遺伝子は細胞の核と呼ばれる部分の中に存在します。これがＤＮＡ（デオキシリボ核酸）と呼ばれるものです。

村上和雄先生の別の著書『人生の暗号』（サンマーク文庫）から引用します。

ＤＮＡはらせん状の二本のテープになっていて、このテープ上に四つの化学の文字で表わされる情報が書かれている。この情報が情報遺伝で、ヒトの細胞一個に含まれる遺伝子の基本情報量は約三十億の化学の文字から成り立っています。

（中略）

本にすると千ページの本が千冊必要になるほどの情報量。つまり私たちの生命活動は、三十億の化学の文字からなる膨大な情報によって営まれているのです。

（中略）

その一つ一つの細胞の中の核にいま述べた三十億の情報が格納されているのです。

（中略）

つまり体中のどの細胞もみんな同じ情報をもっている。ここで、大きな疑問が出てくることになります。

と村上先生は私たちに疑問を突き付けています。これはとても大切なことなので引き続き引用したいと思います。

肝臓の細胞は肝臓の役割しかせず、爪《つめ》の細胞は爪の役割しかしないのはなぜか、ということです。(中略)

では爪の細胞が爪にしかならないのはどういうメカニズムなのか。それは爪の細胞では全情報のうち爪の役割をする遺伝子以外の機能は封印されている。髪の毛の細胞は髪の毛の役割以外の機能は同じように封印されているのです。

そして、ここから、先生は遺伝子のオン・オフ機能について説明しています。

一個の細胞の中の遺伝子は、目覚めていて機能する部分と、眠っていて機能しない部分とがある。だが眠っている部分が永久に眠っているかというとそうではない。目覚めて機能している遺伝子が死ぬまではたらきづめかというとそうでもありません。

これはごく最近になってわかってきたことなのですが、遺伝子の機能は電灯のスイッチのように、つけたり消したりすることができる。若いのに白髪になる人は、髪を黒くする遺伝子の機能が何かの理由で十分にはたらかなくなった（OFF）からで、高齢になっても肌にハリのある人は、本当ならもう眠っていい皮膚細胞の遺伝子が元気にはたらいている（ON）からなのです。

また、全遺伝情報のうち、実際にはたらいているのは五～一〇％程度にすぎないと考えられている。（中略）

一人の人間のもつ潜在能力は、とてつもなく大きいということは容易に想像がつきます。つまり自分に都合のよい遺伝子は目覚めさせてどんどんはたらいてもらい、都合のわるい遺伝子は眠ってもらうのがベストということになってきます。

たとえば発ガン遺伝子は情報としてだれもがもっていますが、これはずっと眠っていてもらいたい。もし目覚めてしまったら、もう一度眠らせたい遺伝子です。要するに人生をよりよく生きるためには、よい遺伝子をＯＮにして、わるい遺伝子をＯＦＦにするようにコントロールすることが必要になってくるわけです。

私は村上先生からヒントをもらって、この自分にとって元気に働くよい遺伝子を「健康な遺伝子」そして、自分にとって都合の悪い遺伝子を「不安な遺伝子」と考えることにしました。

何が遺伝子をオンにするのか

では、どうしたら健康な遺伝子をオンにすることができるのでしょうか。

『人生の暗号』の中で、末期がんを宣告された人がモンブラン登頂に成功したら免疫力が上昇した、ガン患者に落語を聞かせ大いに笑わせたあとで免疫力を測定したら上がっていた——などの事例をあげ、何らかの理由で好ましい心の状態におかれると、病気が改善に向かうことはほぼ間違いないと、先生はおっしゃっています。

心の状態が病気に影響を与えるのは、よい遺伝子がオンになったからです。

モンブランの登頂成功やお笑いは、「うれしい・楽しい・快い」といったポジティブな感情を呼び覚まします。

ポジティブな感情に満たされることで、なぜよい遺伝子がオンになるのか？

それは、実験で証明されています。（『遺伝子オンで生きる』サンマーク文庫）

この実験はロイター通信が配信したことで世界中に広がり、米国糖尿病ケア誌に掲載され大きな反響を呼びました。

村上教授はお笑いが、人のどの遺伝子のスイッチをオン・オフにするのかを突き止めたのです。

まず、「うれしい・楽しい・快い」といったポジティブな思い・感情を与えると血糖値は下がると仮説を立て、平均63歳のⅡ型糖尿病患者25人の実験を行いました。
実験は2日にわたり、1日目は昼食後に単調な糖尿病の講義を、翌日は講義と同じ時間に、吉本興業の漫才だけを聞かせました。
昼食前・講義後・漫才の後でそれぞれの血糖値を計測しました。

単調な講義の後、被験者の血糖値は昼食以前と比べ、血液１００ミリリットルあたり平均１２３ミリグラム上昇しました。しかし、漫才で爆笑したあとは、平均77ミリグラムしか上昇しませんでした。

加えて、この実験では「ＤＮＡチップ法」という最新の検査法で、約１５００に上る遺伝子の動きを調べていました。その結果、漫才の後、活動がみられた遺伝子は10種類でした。逆に活動が低下した遺伝子は5種類見つかっています。

体内に侵入した異物を分解する酵素「カテプシンＳ」や免疫情報の伝達タンパク質である「Ｔ細胞レセプター」などが活動し、逆に活動が低下したのは、ガンの抑制遺伝子の働きをじゃまするタンパクの遺伝子なのでした。

このように「笑うという行為」が免疫力を上げたり、体内でガンを抑制する遺伝子を助けていることがわかります。笑いによってオンになる遺伝子とオフになる遺伝子があるとわかったのは、世界で初めてです。

瞑想のすごい影響力

笑いにこれだけの効果があるとしたら、喜び、楽しみ、感動、祈り、感謝といったことも健康にいい遺伝子をオンにするに違いないと、村上先生は述べています。

さらに、「祈り」を遺伝子オンの方法としてあげ、祈りがなぜいいのかについて、ハーバード大学医学部のH・ベンソン教授の言葉としてこう説明しています。

「祈りや瞑想《めいそう》行為は、脳の思考活動を遮断する。そうすると循環器系を管理する脳幹、記憶や学習を管理する海馬、集中力を管理する脳部分の動きが活発化する。その結果、体がリラックスして、さまざまな病気の症状を軽減する」

祈りや瞑想が、高血圧、心拍異常、慢性的な痛み、不眠、不妊、月経困難症、不安症、抑うつ症などに効果的だと、ベンソン教授は述べているのです。

2017年8月に、NHKで放送されたサイエンスZERO『新・瞑想法　マインドフルネスで脳を改善！』の中で、マインドフルネス（瞑想法）の大御所であるアメリカ・ウィスコンシン大学のリチャード・デイビッドソン教授は、マインドフルネス瞑想をたった1日行っただけで、RIPK2遺伝子（慢性の炎症にかかわっている遺伝子）の活動が、マインドフルネス瞑想を行っていない人と比べて8時間後に劇的に下がることを突き止めた、と紹介されていました。

デイビッドソン教授は「（瞑想などの）**心のトレーニングを行うことで、遺伝子の活動にまで効果があったの**です」と述べていましたが、このことは、村上和雄先生がおっしゃられていることと重なります。

「祈り」で愛情ホルモンがどんどんわいてくる

脳科学の見地においても、人が祈りによって健康になることを、脳科学者・医学博士でベストセラー作家の中野信子先生が『脳科学からみた「祈り」』（潮出版社）の中でこのように述べています。

オキシトシンと祈りの関係を考えてみましょう。大切な誰かを思うとき、心がその人への愛情にあふれるとき、脳内にはオキシトシンが多量に分泌されています。大事な人が幸せになってほしい。自分のためだけでなく、誰かのために祈る。

その祈りがそのまま、自分の脳にもよい影響を及ぼすものとなっていくのです。

（中略）

先に述べたオキシトシンには、分泌されることで免疫力が高まるという効果があります。「よい祈り」によって脳内にオキシトシンが分泌されれば、それが天然の妙薬《みょうやく》となって、病気を治す力にもなっていくのです。

このように、祈ることのみならず、愛情を感じる・伝えるだけでオキシトシンの分泌は促され、脳や心にもプラスの影響を与えます。

オキシトシンという神経伝達物質は、別名、愛情ホルモンとも呼ばれていて、夫婦や恋人、母親が子供にスキンシップしたり、母乳を与えたりするときなどに大量に分泌されます。

幼少期に親からの愛情がうまくもらえなかったなどの問題がトラウマになり、パニック障害になっていることがありますが、祈ることや身体に優しく触れるワークがオキシトシンの分泌を促し、パニック障害によい影響を与えるであろうことは、想像に難くありません。

潜在意識に働きかける優れた方法

人が真剣に祈っているとき、ポジティブな思いをもつとき、心から感謝しているとき、瞑想しているとき、そして自己暗示を潜在意識に入れるとき……、人はみな、催眠状態といわれる一種の軽いトランス状態に入っています。

これは脳波を調べれば科学的に立証されることです。

人の脳波は、

・ベーター波（14～28Hz）……通常の覚醒時。考えたり、動いたりしているとき。
・アルファ波（7～14Hz）……祈り・瞑想・自己暗示・感謝などのとき。安静状態、リラックスしている状態。
・シータ波（7〜4Hz）……浅い睡眠状態、瞑想状態、さらに深いリラックスのとき。
——というふうになっています。

そして、祈り、瞑想、感謝、自己暗示、自己催眠などのアルファ波が発生している状態とは、まさしく、潜在意識とつながった状態なのです。

村上先生は祈りが遺伝子を目覚めさせると言いました。それは潜在意識とつながるからだと私は思います。

先生ご自身も著書『望みはかなうきっとよくなる』（海竜社）の中で、
こころと遺伝子の関係について研究を続けてきました。その一環として、笑い、すなわち楽しいという感情（こころ）が遺伝子のスイッチのオンやオフに関与していることを発見しました。こころと遺伝子の間には、明らかに関係があると思っています。
しかし、祈りというのは、単にこころの問題だけでないように思います。無意識や潜在意識など、こころよりもさらに深いレベルに関係するものではないかと想像しています。

と書かれています。

祈りは、軽いトランス状態下における言霊《ことだま》であり暗示だと思います。

暗示は遺伝子に届くのか？

自分で暗示を唱えるという方法で、多くのクライアントの発作や不安が軽減していきます。
人間には60兆個の細胞がありますが、その1個1個の遺伝子情報（DNA）のうちわずか5％しか使われていない、つまり残りの95％は使われていないのだそうです。
潜在意識（心）に暗示を入れることは、実は95％の未知のよい遺伝子をオンにしていくことなのではないでしょうか。

私は、潜在意識の奥によい言葉を届け、よい遺伝子をオンにすれば、不安やパニック障害に効果的だと考え、クライアントに試してきました。私自身も第2章で述べたように、催眠療法を受け、カウンセラーからよい暗示を入れていただくことで、パニック障害を克服することができたのです。

他にも遺伝子をオンにする方法をいろいろと思いついてはセラピーに取り入れています。

幼少期の深いトラウマからだって抜け出せる！

幼少期に親から虐待を受けたなどのトラウマも、不安症や敏感な性格を作り出します。

友田明美先生の『新版　いやされない傷　児童虐待と傷ついていく脳』（診断と治療社）に、言葉の暴力やいじめ、あるいはDVなどで、実際の脳が委縮したり、傷ついている画像写真が見られます。

実際に心に傷を負うため、無意識と言われる心の深い潜在意識にトラウマが凍りついたまま眠っていることもあります。

パニック障害やうつといった精神疾患をもたれている方の深いトラウマに関しては、拙著『やさしいうつの治しかた』（パブラボ）に33の自分で取り除くワークを記載しています。よろしければ参考にしてください。

本書のワークでも、不安障害やうつの方の不安がラクになるはずです。

＊重要

幼少期からの根深いトラウマを振り返ることは、振り返る作業だけでも苦痛が膨らみます。症状が重傷の場合はフラッシュバックが起こったり、つらくなることがあります。

絶対にひとりで無理することなく、トラウマ治療に詳しく技術のあるカウンセラー・医師等の専門家の診察をお受けください。

第6章

ひとりで簡単にできる！ 今すぐバクバクが消える！

不安をスーッと消し去る17のメソッド

method

メソッド
1

1分間ふんわり瞼押し
アシュネル反射法

「両目を軽く優しく閉じて1分抑えて、目を動かすとドキドキが消える!!」

こう聞くと、とても不思議なおまじないのように感じるかもしれませんが、この方法にはきちんとした理論があります。

それは「**アシュネル反射**」を利用するということです。

アシュネル反射とは眼球を圧迫することで起こる眼心臓反射を利用した自律神経機能検査のこと。

不安になると私たちはドキドキしますね。しかし、逆に、心臓がドキドキするから、不安になるとも言えるのではないでしょうか。

ドキドキ　↓　心臓　↓　不安

瞼を押すとドキドキが消える!

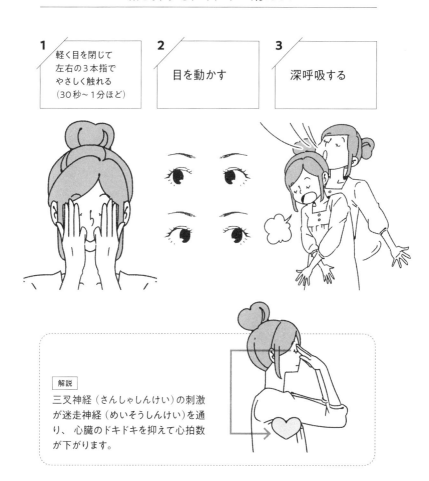

1
軽く目を閉じて
左右の3本指で
やさしく触れる
(30秒〜1分ほど)

2
目を動かす

3
深呼吸する

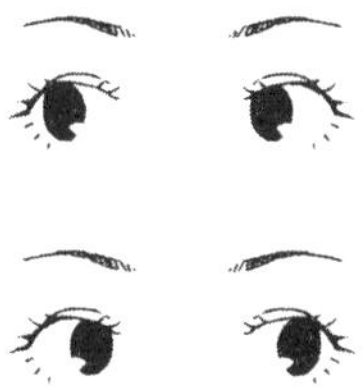

解説

三叉神経(さんしゃしんけい)の刺激が迷走神経(めいそうしんけい)を通り、心臓のドキドキを抑えて心拍数が下がります。

という図式です。

この方法を利用して脳の神経に働きかけ、心臓の心拍数を抑え、ドキドキを少なくするのです。

ちょっと専門的にお話しすると、目を圧迫することで、刺激が三叉神経から脊髄の迷走神経を通り、心臓神経に伝わります。

考え方を変えるのではなく、身体にアプローチするだけで不安を抑えられるのです。

やり方は次の通りです。

①両目を閉じ、左右の三本指で、30秒〜1分程度優しく軽く触れます。

（絶対に強く圧迫しないでください。コンタクトレンズは外してください）

②目を開けて、左右に目をゆっくり動かします。

③ゆっくり深呼吸します。

これだけです。とても簡単です。

method
メソッド
2

輪ゴムパチン法
意識を身体に戻す効果

不安になると私たちの体は、警報を出します。そんなときに気を紛らわせる方法として有効なのは、輪ゴムテクニックです。

パニック障害だったとき、私は歯医者に行くことになり、内心、焦りました。椅子に固定され、口をあけているときに発作が起きれば逃げられません。予期不安に支配されたのです。

歯の治療中に不安になるようなことを考えたときは、腿の外側を指でつねることによって痛みを作りだし、歯の治療の痛みと不安を中和させました。

このような身体刺激を、不安を軽くする「おまじない」にするのです。

輪ゴムを手にはめておき、不安を感じたら、反対の手で輪ゴムを引っ張り、手を離し、輪ゴムがパチンと強く手首に当たるようにします。

パニックの発作時の意識は、「このままどうなるの……」と不安な未来に向かうものですが、ゴムをパチンとはじいたときの一瞬の痛みで、これから悪いことが起こるであろうという不安にとらわれた意識を、未来から「今ここ」に戻します。

また、「私は輪ゴムを引っ張って、軽い痛みを感じると安心する。落ち着いている……。心がとってもラクだ……」というフレーズを覚えて、自己暗示をかけておくと効果的です。

この方法はオリンピック選手が、一瞬で不安を解消する方法としてメンタルトレーニングに取り入れています。スポーツ心理学でも認められています。

パニック発作や不安時にも役立ちます。

「パチン!」が不安へのとらわれを“今ここ”に戻す

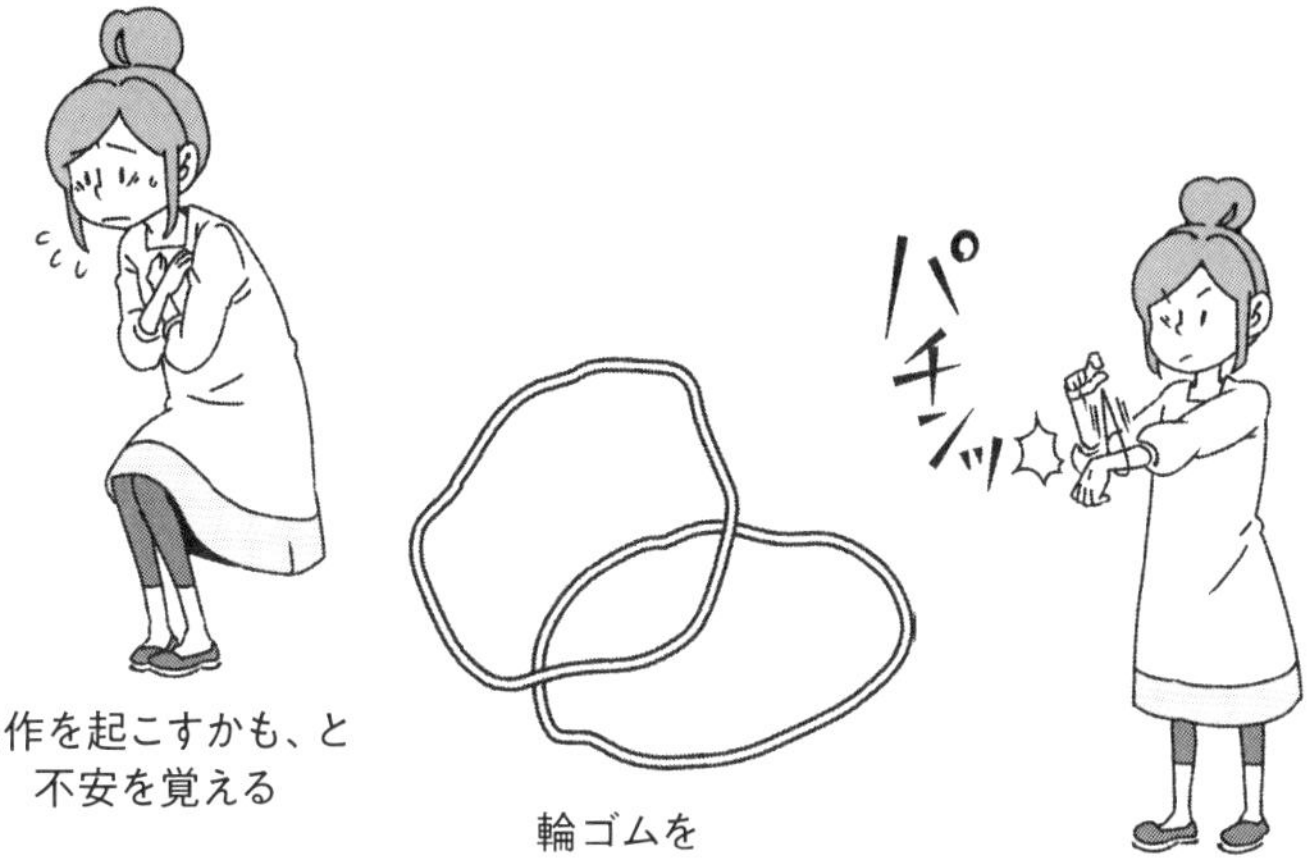

発作を起こすかも、と
不安を覚える

輪ゴムを
手にはめておく

不安がわくたびに
痛みに意識が戻り、
不安が消える

自己暗示文

私は輪ゴムをひっぱって軽い痛みを感じると安心する…
落ちついている…
心がとってもラクだ。

この文を覚えて繰り返し唱えてみてください。
心の9割を占める潜在意識に暗示が入り込み、
そのようになっていきます。

method

メソッド3

おでこヒーリング

脳のサバイバルモードをリラックスモードに変える

何か失敗してしまったときに、「あっ！　やってしまった」と思いながら、おでこに手を当てた経験がある人も多いと思います。

これはストレスを発散し、大脳辺縁系が興奮している不安脳の状態から脱する、古代より人間に備わった無意識の動作でもあります。

（パニック発作は大脳辺縁系の興奮が引き起こす、と考えられていることは、第1章で述べた通りです）

おでこに手を当てることは、冷静さや論理性をつかさどる前頭葉へ血流を増やし、興奮を抑えて、リラックス脳に切り替える効果があり、この方法は海外では医療手法として保険適応されています。

専門的には、キネシオロジーの中のＥＳＲ法（Emotiomal Stress Release= 感情ストレス解消法）と言います。

おでこには神経血管ポイントといわれてる反射ポイントがあり、ここに触れることで冷静に行動することができるのです。

パニック発作はもとより、落ち着かないとき、不安や緊張を感じるとき、夜寝る前など、深呼吸と合わせながら、そっと触れるだけでラクになります。

簡単にラクに不安を抑えることができ、しかも、道具も必要としません。ぜひ、やってみてください。

やり方は簡単で、てのひらでおでこ全体を軽く押さえて、不安やストレスのことを考えながら、目を閉じておくだけです。

不思議とだんだん不安な感情やイメージが消えていきます。

ストレスを撃退し、リラックス脳をつくる

1

目を閉じて
「ストレス　不安　恐怖」に
なることを考える

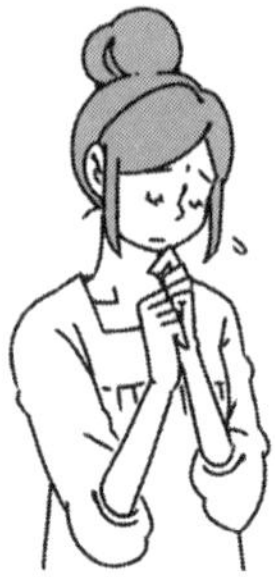

2

片手のてのひらの
全体を使っておでこに
軽く触れておく

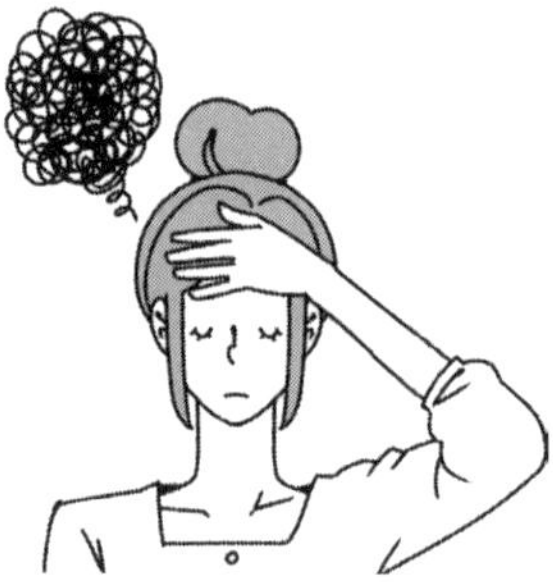

3

いやな「イメージ　不安」が
だんだん消えれば、
目をあけて終了

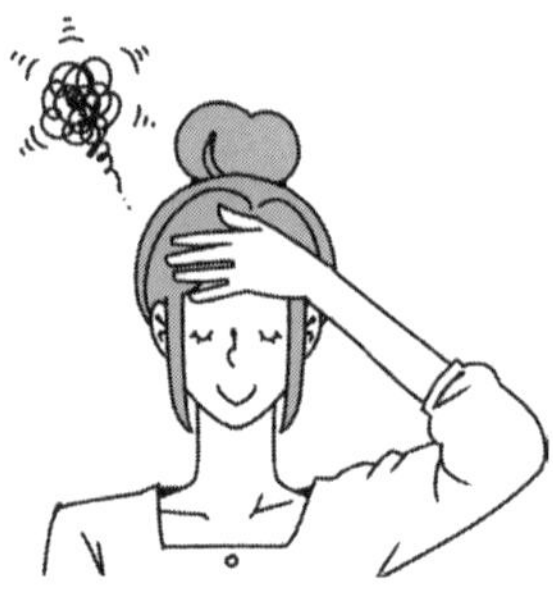

method
メソッド
4

両手で触れて「ありがとう！」
不安の遺伝子をオフにする法

私は不安なとき、胸が爆発しそうなほどドキドキしました。

そんなとき、胸に手を当てて、「心臓さん、いつも動いてくれてありがとう」と言っていました。うつで頭が痛いときは、おでこに手を当ててぬくもりを感じながら、「痛みよ、ありがとう」と言っていました。

触れることで脳内にオキシトシンという幸せホルモンが分泌されるのと同時に、アタッチメント（愛着）を心に育てる効果もあります。

触った部位の細胞に、感謝の言葉を優しく伝えてあげてください。

「脳さん」「お腹さん」といった身体の部位だけではなく、もし不安を感じていたのなら、手を胸に当てて、「不安さん、ありがとう」と感謝の気持ちを伝えてください。

「不安にありがとうなんて、言えない……」と抵抗があるという方もいると思いますが、ひとりの人間を形づくっている60兆の細胞、その細胞ひとつひとつに含まれる遺伝子は、つねに私たちのために働いているのです。

ありがとうの言葉と感謝で不安の遺伝子をオフにしましょう。

95％もある可能性を秘める遺伝子のスイッチをオンにして、味方につけていきましょう。

簡単な上、とても効果的なので、どんどんよい遺伝子をオンにしてください。気持ちがラクになりますよ。

「心臓さん、いつもありがとう!」

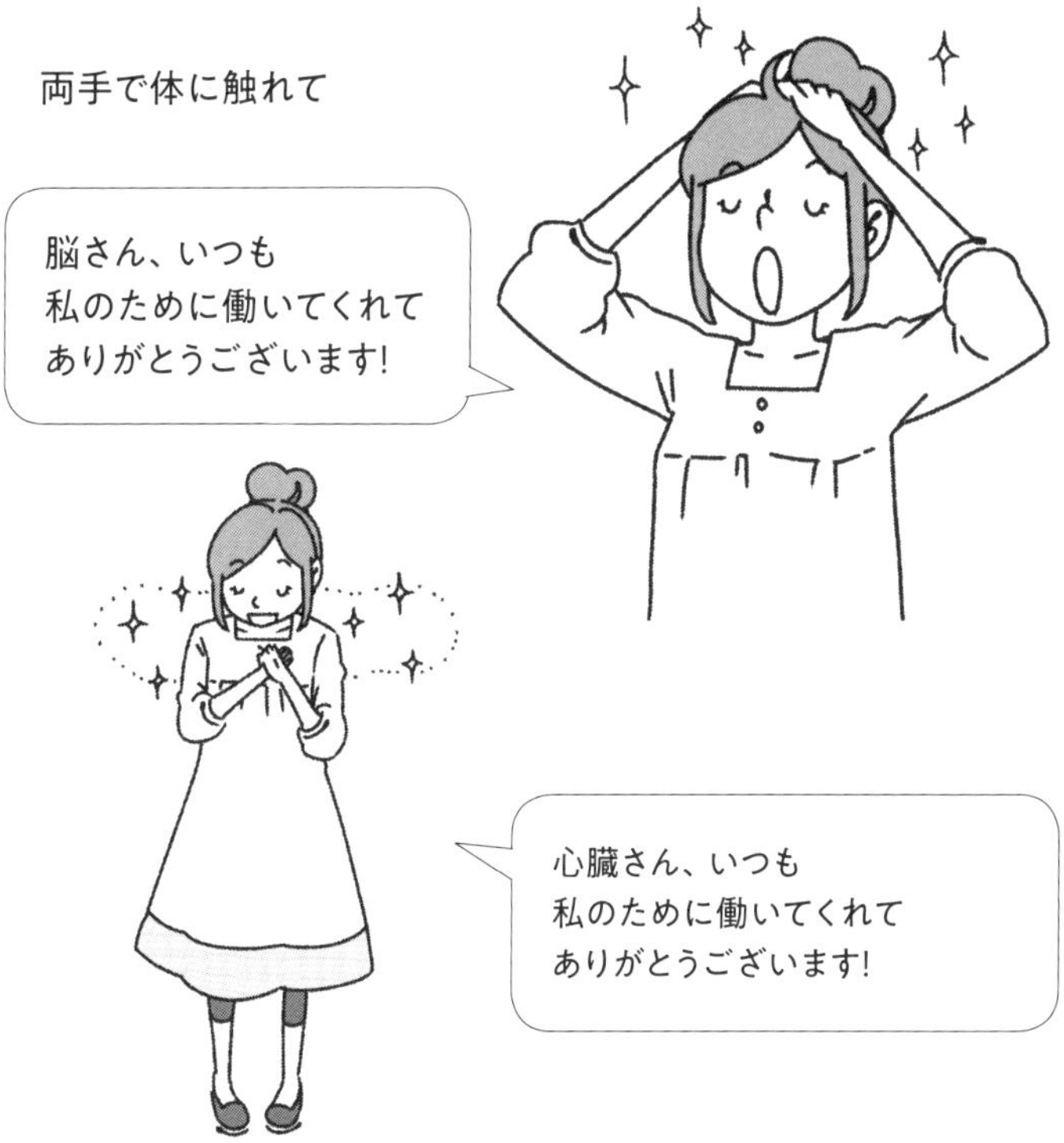
両手で体に触れて
脳さん、いつも私のために働いてくれてありがとうございます!
心臓さん、いつも私のために働いてくれてありがとうございます!

細胞に感謝の念を送ると、不安な遺伝子スイッチがオフに、健康になる遺伝子スイッチがオンになる。

method
メソッド
5

とても簡単！・7回暗示法

眠れる〝よい遺伝子〟をオンにしよう

村上和雄教授は自分の潜在意識にまで浸透する深い祈りが、遺伝子を目覚めさせると言っていますが、私も同じ考えです。

祈りというのは言霊であり、コード化された暗示だと仮説を立てています。これは〝弥永式メソッド〟を支える考えのひとつです。

この辺りのことは第5章で詳しく述べましたが、実際に、催眠療法の手法のひとつである「自分で暗示をかける」という方法で、発作や不安が軽減したクライアントが多くいたことが、私の仮説を実証してくれています。

潜在意識（心）に暗示を入れることで、潜在意識だけでなく、実は95％の眠れる遺伝子をオンにしていたのだと、私は考えています。今では遺伝子をオンにする方法を

95％のよい遺伝子（DNA）をオンにする

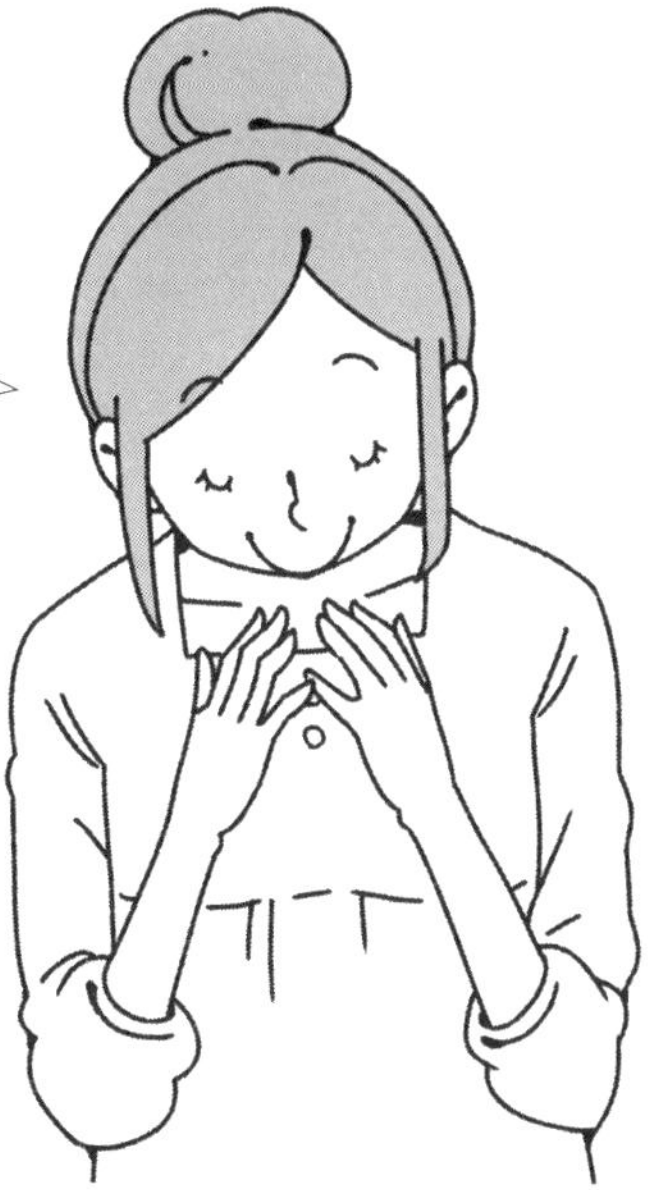

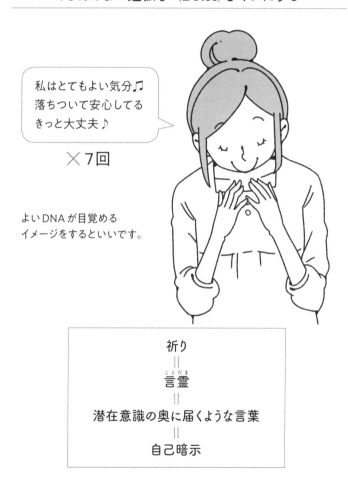

私はとてもよい気分♫
落ちついて安心してる
きっと大丈夫♪

×7回

よいDNAが目覚める
イメージをするといいです。

祈り
||
言霊《ことだま》
||
潜在意識の奥に届くような言葉
||
自己暗示

いろいろと思いついてセラピーに取り入れ、結果を出していますが、誰でも自分で簡単にできるのは、潜在意識の奥に届くような言葉を自己暗示として唱えることです。

「言葉なんて、おまじないにすぎないよ」と思うかもしれませんが、私は、それがよい遺伝子を目覚めさせる方法のひとつであると思っています。

ぜひ、挑戦してみてください。

やり方は、

「私はとてもよい気分　落ち着いて安心してる　きっと大丈夫」

を7回唱えるだけ。

ただそれだけで、不安を引き起こす遺伝子をオフに、健康への遺伝子をオンにして、安心・安全に生きていくことが可能になるのです。

こんな簡単なことでよいのなら、今日からでもできますよね。

method
メソッド
6

お笑いのススメ
免疫力アップ&遺伝子オン

村上和雄先生が実際に実験した結果に、笑いによって遺伝子がオンになったということがあります（第5章に詳しく書きました）。

笑うことは、気持ちをラクにして一時的に気分を紛らわせるだけではなく、免疫力を高めたり、遺伝子をオンにする効果があることが科学的にわかっています。

落語のCDやテレビのお笑い番組などを見たり聞いたりするといいでしょう。

また、ネットを使う方法もあります。ユーチューブなどの動画サイトで、「お笑い・動画」などと検索すれば、いろいろなものが見つかります。気に入ったものを探して見てみましょう。

method
メソッド
7

慈愛の瞑想法
すべてを愛の祈りでつつむ

うつやパニック障害のクライアントに、私が必ずお伝えしているのが、上座仏教（テーラワーダ）ですすめる「慈愛の瞑想」という方法です。この方法では、自分だけでなく他人の幸せを、さらには嫌いな人の幸せまで祈ります。

嫌いな人に対して、「幸せであるように」と祈ることはなかなか難しいかもしれませんが、次のように考えてください。

たとえば、あなたに対して嫌なことをしたり、言ってきたりする人からも、あなたはふたつの視点から学ぶことができるのです。

ひとつ目は、自分が気づかなかったことを教えてくれる存在。

ふたつ目は、自分もそうならないよう気をつけようという反面教師。

このふたつの観点から見ていくとき、何ひとつ無駄な経験はないということに気づき、逆に嫌いな人もありがたい存在であることがわかるのです。

そして、心を落ち着かせることができます。

さらに、本当に試してみた人にだけわかる事実ですが、現実が変わります。

ネガティブな思考にとらわれたり、ネガティブ感情の波にのまれたとき、意識をそらすために唱えるという使い方もできると思います。

それでは、「慈愛の瞑想」をご紹介します。

次の言葉を唱えてみてください。声に出しても、頭の中で唱えるのでも構いません。

私が、幸せでありますように

私の、悩み苦しみがなくなりますように

私の、願いごとが叶えられますように

私に、悟りの光が現れますように

私が、幸せでありますように
私が、幸せでありますように
私が、幸せでありますように

これが、1セットです。

まずはじめに、自分の幸せを祈ります。

次に、主語である「私」のところを、「私の親しい人々」「生きとし生けるもの」と置きかえて唱えます。

私の親しい人々が、幸せでありますように
私の親しい人々の、悩み苦しみがなくなりますように
私の親しい人々の、願いごとが叶えられますように
私の親しい人々に、悟りの光が現れますように

私の親しい人々が、幸せでありますように
私の親しい人々が、幸せでありますように
私の親しい人々が、幸せでありますように

＊

生きとし生けるものが、幸せでありますように
生きとし生けるものの、悩み苦しみがなくなりますように
生きとし生けるものの、願いごとが叶えられますように
生きとし生けるものに、悟りの光が現れますように
生きとし生けるものが、幸せでありますように
生きとし生けるものが、幸せでありますように
生きとし生けるものが、幸せでありますように

そして、ここからがキモになります。
主語を「私が嫌いな人」「私を嫌っている人」と置きかえて、同じ言葉を唱えます。

自分が嫌いな人や、自分のことを嫌っている人に対しても同じことを祈るのです。

私が嫌いな人が、幸せでありますように
私が嫌いな人の、悩み苦しみがなくなりますように
私が嫌いな人の、願いごとが叶えられますように
私が嫌いな人に、悟りの光が現れますように

私が嫌いな人が、幸せでありますように
私が嫌いな人が、幸せでありますように
私が嫌いな人が、幸せでありますように

＊

私を嫌っている人が、幸せでありますように
私を嫌っている人の、悩み苦しみがなくなりますように
私を嫌っている人の、願いごとが叶えられますように
私を嫌っている人に、悟りの光が現れますように

私を嫌っている人が、幸せでありますように
私を嫌っている人が、幸せでありますように
私を嫌っている人が、幸せでありますように

自分が嫌いな人や、自分のことを嫌っている人に対しても同じことを祈ることに抵抗がある方は、前に説明したふたつの利点を思い浮かべてください。

よく考えてみると、これって無敵です。

何でもやっつける無敵ではなく、敵という存在がいない、無敵。

実際に唱えてみるとわかるのですが、スーッと心が落ち着いてきます。憎しみや悲しみ、怒りを中和するには、すべてをプラスの祈りで包むといいのです。

こんなふうに、自分を救い出すスキルを身につけて、うつやパニックを卒業していきましょう。

method
メソッド
8

ハンカチ・アロマセラピー
脳にダイレクトに作用する!

アロマセラピーは芳香療法という意味です。植物から抽出した精油を使います。アロマというといい香りがして、それで気分がラクになるのではないかと思われるかもしれません。

でも、実はそうではなく、香りはダイレクトに脳に作用して、不安を鎮めるのです。

人間の脳は、大脳新皮質と大脳辺縁系のふたつに大きく分けられます。

大脳新皮質……進化の上で新しい脳です。合理的思考、分析的思考や言語機能などをつかさどり、高等生物では大きく、下等生物では小さく発達していません。

香りが不安を落ち着かせる

不安を感じる度に
アロマのよい香りをかぐ

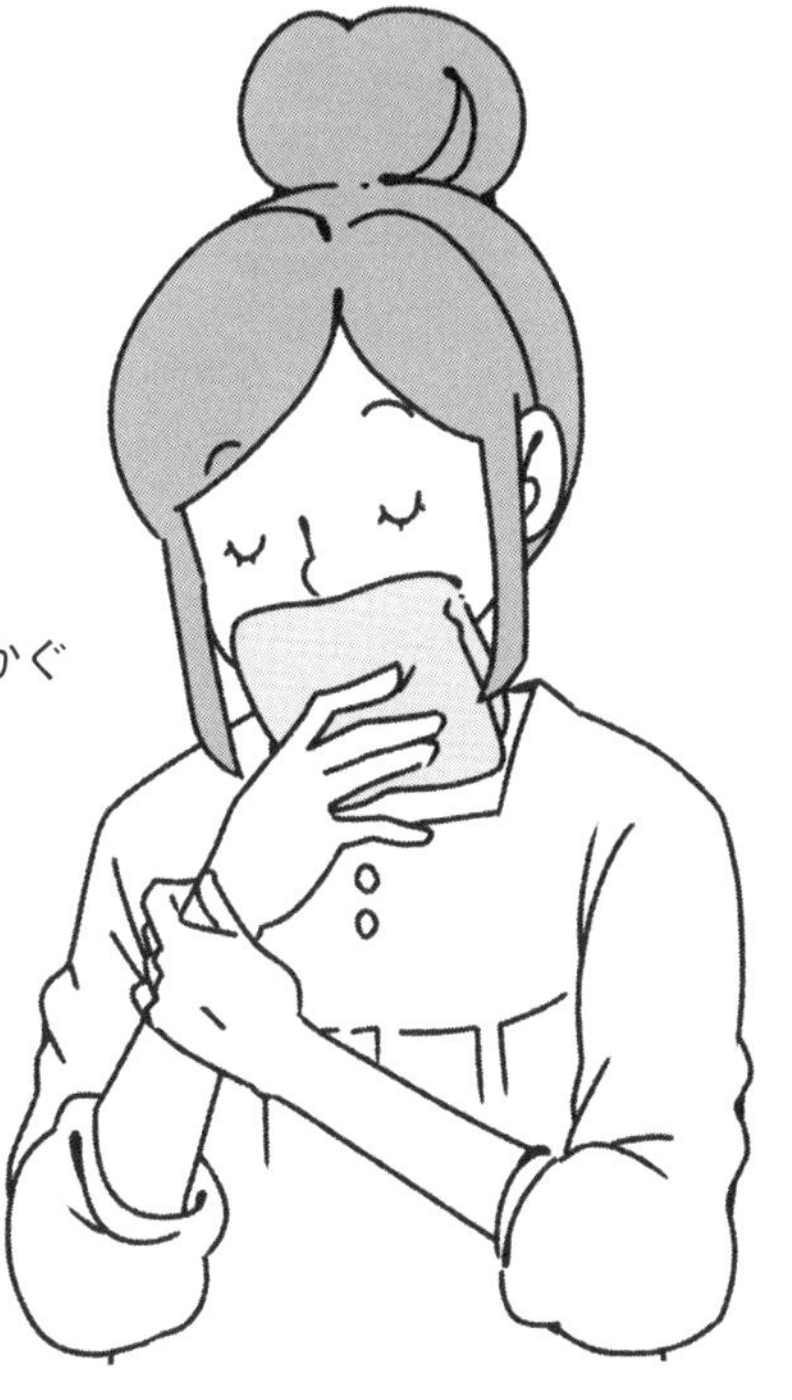

ラベンダーや柑橘系（レモン・オレンジ）などがおすすめ。
いろいろと自分で心地よいと思うものを試してみるといいと思います。

大脳辺縁系……古い脳で脳の奥深くにあります。主に感情、喜怒哀楽や記憶、本能（食欲・睡眠欲・性欲）や自律神経機能の調整などをつかさどります。生きていくために必要な脳です。

不安や不安発作などを感じているときは、この大脳辺縁系にある視床下部の扁桃体が反応して、「危険だ！」という誤作動を警報として発するために不安になります。実は嗅覚は、他の五感と違い、感情や本能をつかさどるこの大脳辺縁系に直接作用しますから、比較的すぐに不安が軽くなりやすいのです。

今まで、不安やパニック障害の方が使って効果がよく出た香りがあります。

ラベンダー……不安を抑える・リラックスする。
柑橘系……レモンはうつのときに元気が出る香りとされています。

これらの香り以外でも、あなたが試してみて気持ちがラクになった香りがあれば、使ってみてください。

アロマをボトルから一滴二滴、ハンカチやテッシュに染み込ませておきましょう。電車に乗ったり、美容院に行ったりするときに、ポケットにアロマの香りをつけたハンカチを入れておき、不安が生じたら匂いを嗅ぎます。

心のお守りみたいなものですよね。

method

メソッド
9

自律神経が整う「耳ツボもみ」

心身の不調が回復！

実は、私は整体師の資格も取得していて、整形外科に勤めているときはリハビリ看護師として、機能訓練指導員の役目を果たしていました。

機能訓練指導員とは、怪我や病気や過労などにより運動機能が低下した患者に対して、今ある筋力や動きを維持、向上を図る目的で、寝たきりや筋肉の拘縮（筋肉が固まって動かなくなる状態。脳梗塞などによる身体麻痺の場合に現れます）を防ぐために必要な機能訓練を提案します。

資格取得やリハビリ指導のために、私は解剖生理学や筋肉、東洋医学を学びました。

東洋医学にツボという概念があります。

耳にある「神門《しんもん》」というツボから自律神経にアプローチして、パニック障害の不安

「神門」と「耳たぶ」をもみこむ

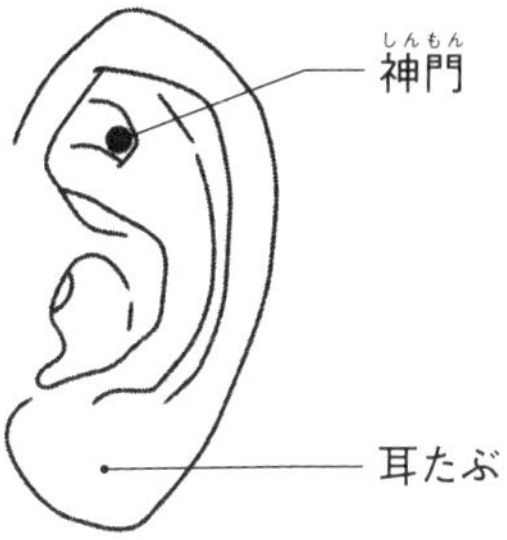

1 神門をもむ

もみ方のポイント

親指と人差し指で耳を挟み、圧をかけてリズミカルに「1、2、3、4！」ギュ！ギュ！ともみこんでいく!

2 耳たぶをもむ

もみ方のポイント

耳たぶに人さし指を前、耳の裏側に親指で挟む。そして、神門と同じようにもみこむ。

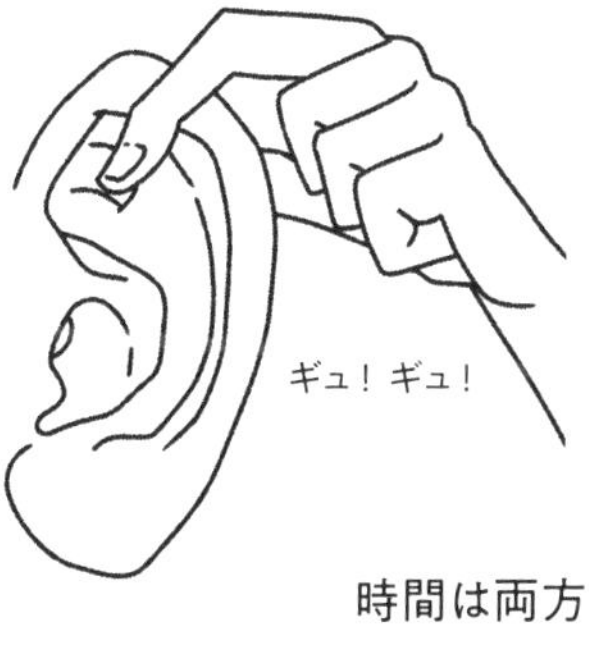

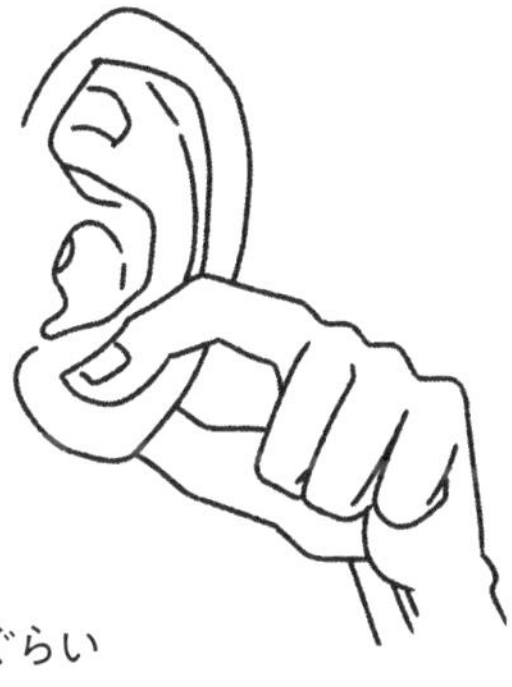

時間は両方で1分間ぐらい

を取り除き、心身の不調を回復させるのがこのメソッドになります。

耳には自律神経のツボが密集しています。

特に耳たぶの部分は、反射区（体内の臓器が反射されているとされる場所）と関連があり、ここをもむと脳血流量がアップして、頭がすっきりしたり、能力が出しやすくなったりします。


やり方は簡単です。

まず、耳の神門の部分を、人差し指と親指で挟んでぎゅぎゅともむだけです。

そして、耳たぶも同じ要領でもみましょう。


これまで、パニック障害の発作が治まったとか、めまいやふらつき、頭痛が消えた、目がすっきりして体がシャキッとしたなどの声をいただいています。また、不眠の方には、寝る前に行ってもらうようにお伝えしているのですが、よく眠れるようになったというご報告もあります。

神門は自律神経を整える、まさに神の門なのです。

method
メソッド
10

発作に効く3つのツボ
動悸を抑えるやさしい方法

東洋医学で用いられるツボを指で押すことで不安を軽くしていきます。

ツボは経絡《けいらく》と呼ばれる全身にある12の気の流れに対応していて、ツボを鍼やお灸で刺激する「鍼灸」は、WHO（世界保健機関）でも効果があると認められています。

押し方は、指でグッと押しても、またもんでもいいのですが、基本的には押すのがいいと思います。10秒から20秒程度、〝痛気持ちいい〟程度の力でツボに対して垂直に圧をかけて押します。

「もみこねる」という方法もあります。「1、2、3、4！　ぎゅぎゅぎゅぎゅっ」という感じにリズミカルにツボをもみ押すことです。特にツボの巨闕は親指を除く4本指をそろえて、段階的に徐々に圧をかけて行います。

ここでは主に、発作時のドキドキを抑えるツボをご紹介します。

・**内関《ないかん》**……心臓のドキドキ、緊張を和らげる。
手首のラインから指3本の場所を指で押す。
5回程度繰り返しましょう（パニック発作時は内関が一番押しやすいと思います）。

・**巨闕《こけつ》**……動悸がする、緊張、不安などを和らげる。
胸のみぞおちの部分を、親指をのぞく4本の指でもみこねます。
5回程度繰り返しましょう。

・**百会《ひゃくえ》**……名前の通り、百の効果が期待できる万能のツボ。
頭の頂点の部分。人差し指と中指を重ねて、頭のてっぺんから垂直にグーッと押します。

不安を軽くするツボ

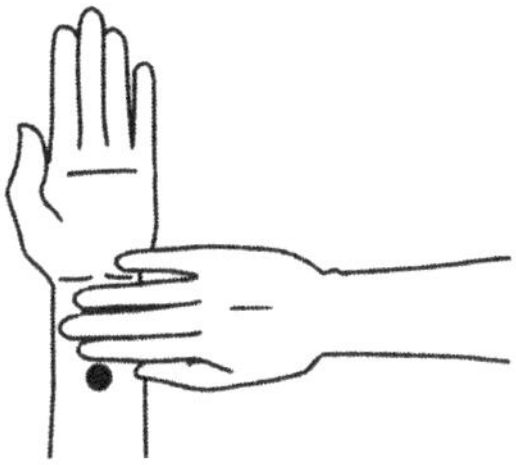

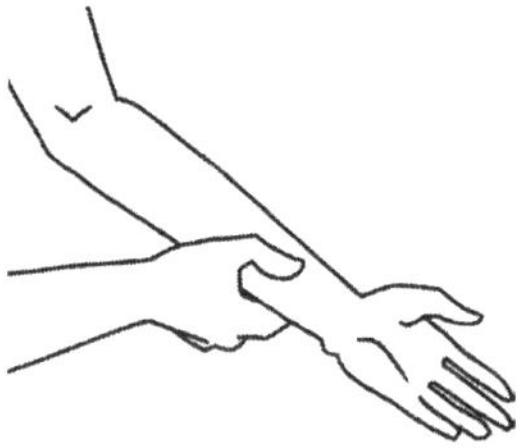

内関《ないかん》の場所

手首のラインから
指3本分の肘側中央

押し方

親指でもみこねる！
親指を腕の内関にあて、
1、2、3、4！のリズムでもみこねる！

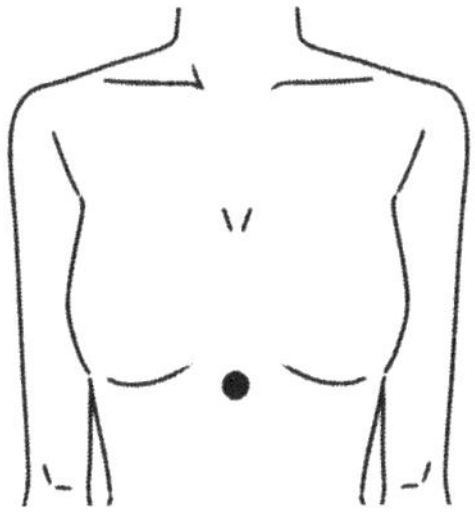

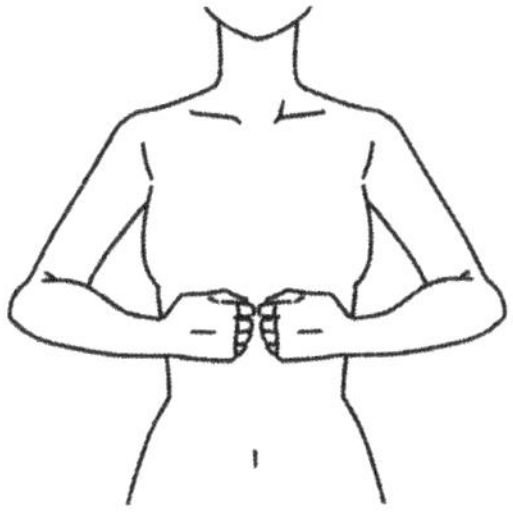

巨闕《こけつ》の場所

胸骨の骨の下の
みぞおちのまん中

押し方

4本の指でもみこねる！
イスに座っても、立っても、
ふとんに寝たままでもできる。
4本の指（親指を除く）を重ねて
巨闕にあて、1、2、3、4！ともみこねる。

method
メソッド
11

すごい蝶タッチセラピー
心の傷が消えた！

蝶タッチは、米国心理学会（アメリカで最古で最大の規模を誇る。科学的研究成果が認められた手法のみを承認）やＷＨＯ（世界保健機関）がトラウマ治療に効果があると認めた方法です。

メキシコにおける１９８５年の大地震と１９８８年のハリケーン災害、このときのトラウマや不安、ＰＴＳＤ（心的外傷後ストレス障害）の解消に使われたことが世界で広がるきっかけになりました。

トラウマは、主に右側の脳が感情を暴走させます。左側のそれを抑える脳が働きにくくなっているからです。

蝶タッチは左右の脳のアンバランスを修正することでトラウマを解消します。

子供から大人まで、すぐに簡単に実践でき、お金も道具も特に必要としません。この点で優れており、日本ではまだあまり知られていない方法ですが、私はパニック障害の患者さんに発作や日常的な不安を抑えるためにお伝えしています。

これには主にふたつのやり方があります。

1　不安な気持ちを解消させたい　↓　早くトントンする（強くタッチ）
2　安心感・安全がほしい　↓　ゆっくりとトントンする（優しくタッチ）

153ページ左のイラストのように、親指を交差させ、手を重ね合わせることで蝶のように見えることから蝶タッチと言っています。

やり方は次の通りです。

①解消したいネガティブな感情やイメージに焦点を当てる。
②約20秒間　胸の前で手をクロスして（152ページのイラスト。この場合は親指の交差はなし）、

両方のてのひらで左右の上腕部をリズミカルに交互にたたく（同時にたたかない）。
③深呼吸する。
この①～③を何セットか繰り返す。
④自分の感情がどのように変化、ラクになったかを感じる。

右の説明では、クロスした両方のてのひらで上腕部をたたきました。このたたく場所は上腕部に限りません。胸が落ち着く人もいれば、ひじや肩の下や足の膝などがいいという方もいます。
両手を親指の部分で交差させて、胸の上でたたくのは、ネガティブ感情をラクにするツボがある部分にあたります。

自分なりに心地よい場所をたたいてみてください。
153ページのイラスト2点は、胸と上腕部の2か所をご紹介しています。
目を閉じる・閉じないは自由にしてください。

よいイメージを浮かべたり、素敵な写真を見ながらするのがよいという人もいます。
夜寝る前にゆったりとトントンすると、安心感を得られ深く眠れるようになります。

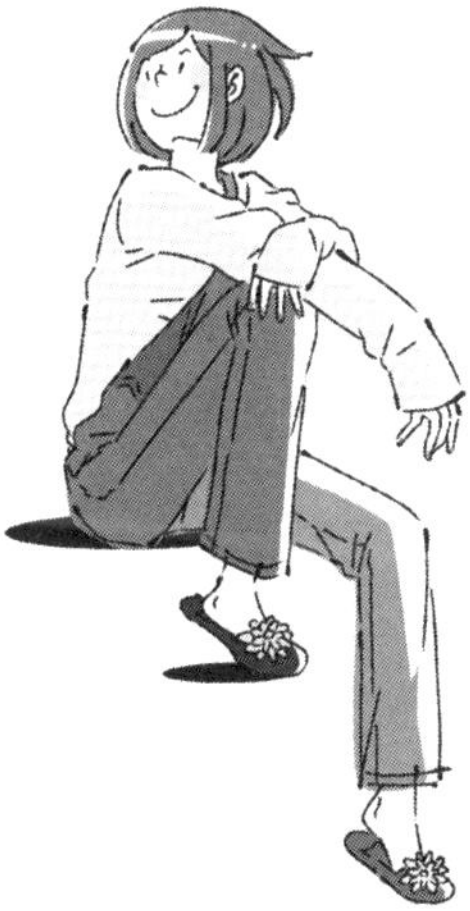

1

解決したい
ネガティブなイメージに
意識を向ける

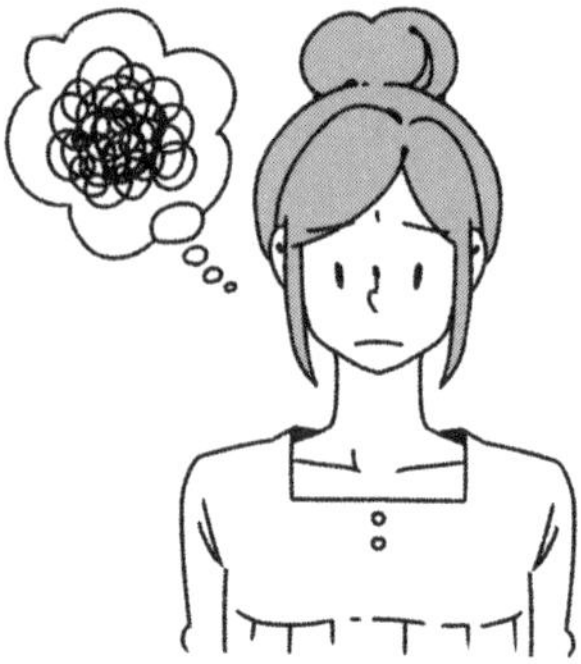

2

左を「トン！」と1回たたいたら、
右を「トン！」と左右交互に、
20秒てのひらで
胸や上腕部をたたく

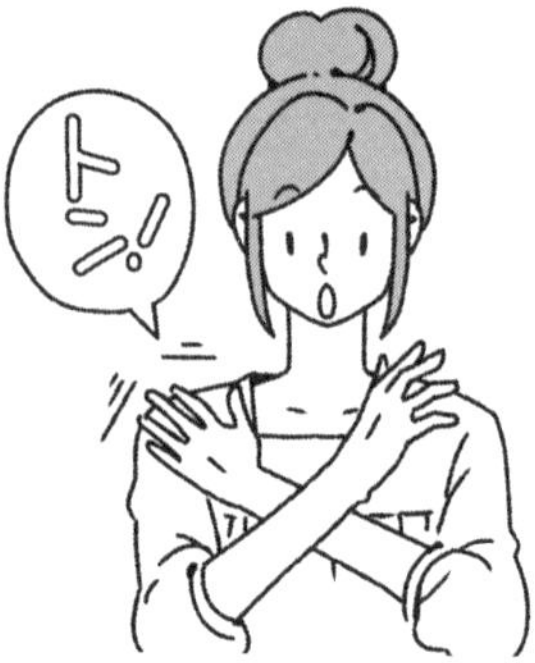

3

深呼吸をする

4

自分の感情がどのように
変化したかを感じる

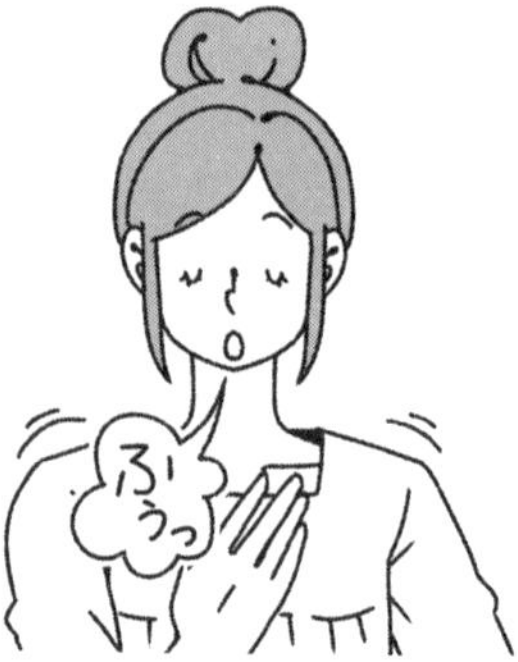

ひとりでできる！　形が蝶々みたいなトラウマ治療法

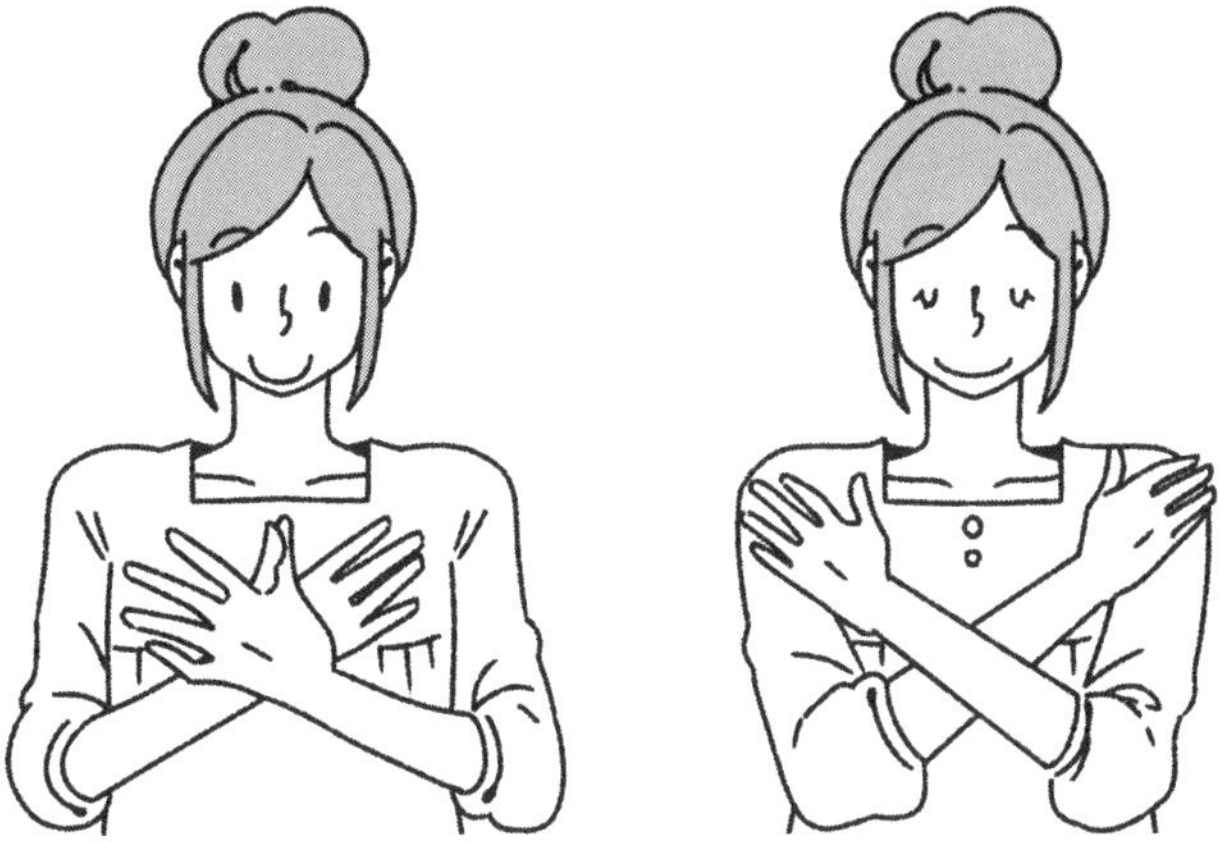

蝶々のように見える　　パタパタゆっくりたたく

左右の脳のアンバランスを整えて、トラウマを消してゆきます。メキシコ大地震やハリケーン災害時のときに、被災者のトラウマや不安・PTSD（心的外傷後ストレス障害）が消えたというデータが出た信頼できる方法です。

method
メソッド
12

タッピング・セラピー（EFT）
“ツボ”トントンでトラウマ解消！

心の不調を自分である程度解決できる、最先端の心理療法がたくさん世の中に出てきました。その中のひとつがこのEFT（Emotional Freedom Technique）です。

心の奥深く、潜在意識に残った「不安・怒り・悲しみ・恐れなどのエネルギー」が、身体を滞らせ、その滞りが病気を起こすという仮説から発展した最新のセラピーです。

EFTは故・ロジャー・キャラハン博士が創った心に効くツボ療法の「TFT（Thought Field Therapy）Ⓡ療法」がもとになっています。スタンフォード大学卒のエンジニアだったゲアリー・クレイグが、もっと簡単に誰でも8か所のツボをタッピングするだけで使えるように改良しました。

地震やテロなどのトラウマ解消に一定の効果があると認められ、アメリカ退役軍人のPTSDの治療にも用いられています。

また、イギリス、チャールズ皇太子の妻カミラ妃も、私の好きな映画「天使にラブソングを」の主演女優ウーピー・ゴールドバーグも、飛行機恐怖症をEFTで克服したそうです。

ちなみに、私は日本TFT®協会正会員で、TFT®中級セラピスト（診断レベル）であり、EFTマスタートレーナーでもあります。エネルギー心理学と言われるこれらの最先端のタッピングセラピーを本家（ロジャー・キャラハンテクニック®と呼ばれるTFT®）から正式に学んだ上で、EFTのマスタートレーナーになっています。

では、やり方を説明しましょう。

①不安や恐れ、悲しみを感じた場面に意識を向け、その場面を思い出します。その感情に0〜10点の間で点数をつけます。今の気分がつらいほど点数を高くしてください。最悪ならば10点、ほとんど感じない状態ならば0点です。

②次に、159ページのイラストのように、小指と手首を結ぶラインの真ん中にあるツボを確認します。これを空手チョップポイントといいます。両手の側面同士をクロスさせ、このポイントをとんとんと軽く連打してタッピングします。

③158ページのイラストのように、人差し指と中指を使って、Aの頭のてっぺんからHの脇の下10センチまで順番に軽くタッピングしていきます。左右どちらの手を使ってもかまいません（片手で行います）。B眉頭、C目尻、D目のすぐ下、G鎖骨付近、H脇の下は、左右両方をタッピングする必要はなく、どちらか一方だけでOKです。

④③をもう一度繰り返します。

⑤深呼吸をして、ミネラルウォーターを飲みましょう。

⑥①で点数化した気分に再度点数をつけてみてください。点数が低くなっていると思います。変化がない場合は、再度①から繰り返してください。

トラウマ解消に大変有効で、私も実際に予期不安や広場恐怖のときに試して何度救われたかわかりません。暴露療法の不安を軽減するトレーニングにも取り入れられます。タッピングポイントを覚えてしまえばそんなに難しくはありませんので、気分がすぐれないときに繰り返しやってみてください。自律神経の乱れも修正します。

この方法はエネルギーを整えるので、体の水分が必要になります。セラピー後はペットボトルのミネラルウォーターをお飲みください。

＊私のホームページ（https://www.innervoice.com/）にやり方の動画（薬を使わない精神科医の宮島賢也先生とのコラボ講演時に実演）をアップしていますので、本書の文字による説明ではわからないという方は参考にしてください。

3 Ⓐから Ⓗまでのポイントを順番に軽くタッピングする

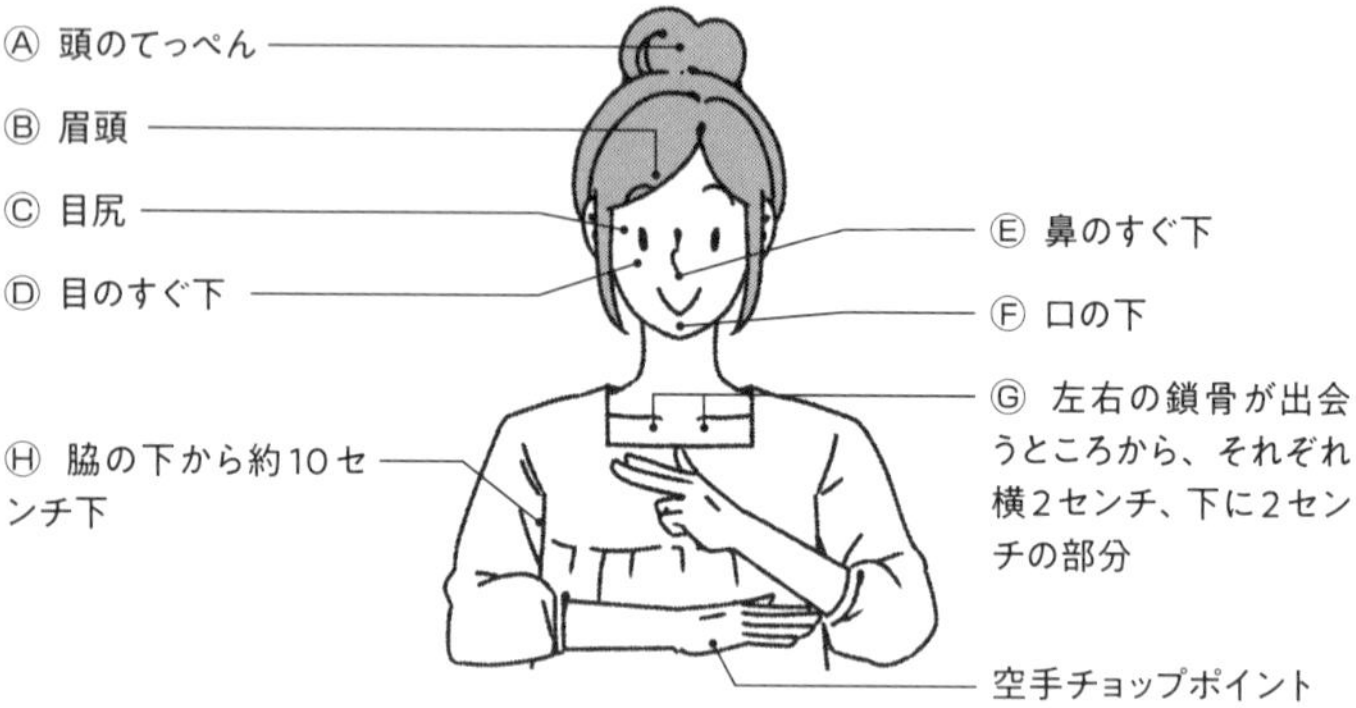

4 ③を再度くり返す

5 深呼吸して、水分補給

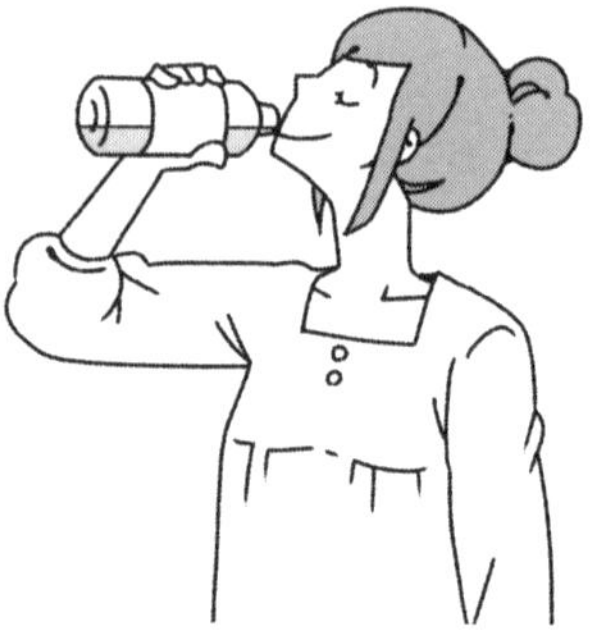

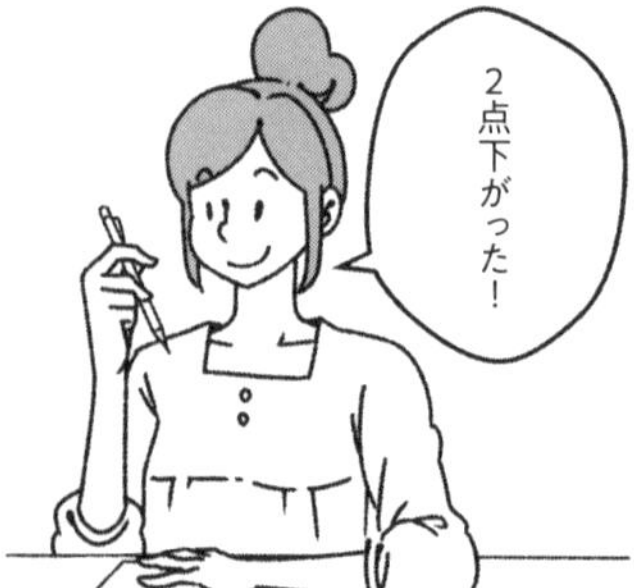

6 ①で点数化した気分に再度点数をつけて、気分の変化を確認する

8か所のツボをタッピングするだけ

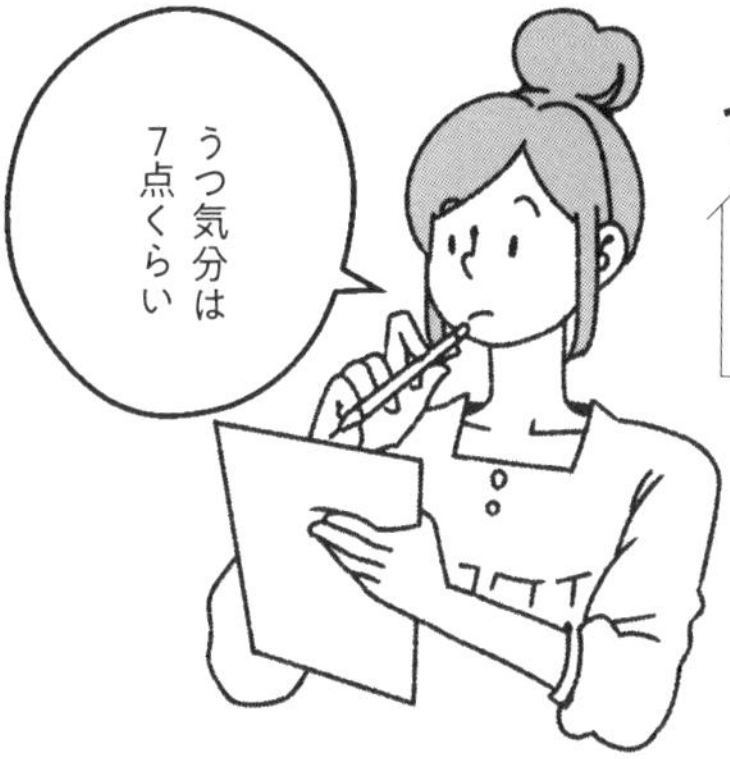

1
うつ気分（不安・イライラ・怒り・悲しみ）に意識を向け、その気分に点数をつける

2
両手をクロスして、空手チョップポイントをタッピングする

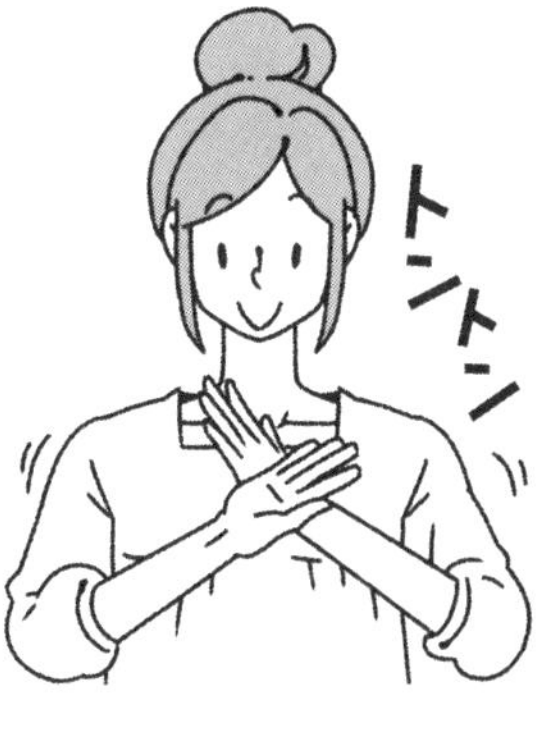

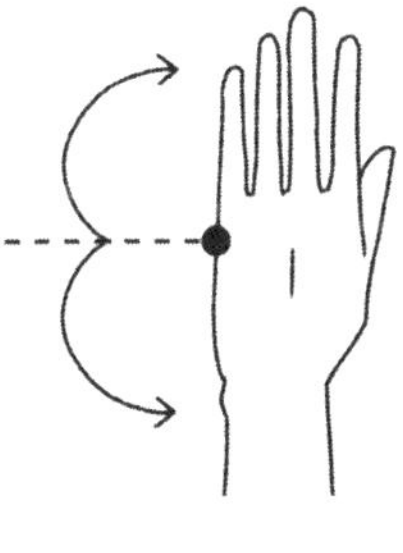

小指と手首のラインの真ん中が
空手チョップポイント

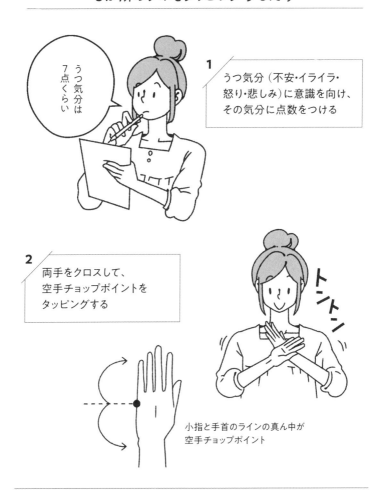

method
メソッド
13

アイ・ムーブメント・セラピー（EMT）

一瞬で過去の嫌な思いが消える

アイ・ムーブメント・セラピー（Eye Movement Therapy）は、WHO（世界保健機関）から効果があると認められたEMDR（外傷記憶を処理する心理療法。眼球運動によりトラウマをラクにする）やNLPのアイ・アクセシングキュー、またEMI（Eye Movement Integration　眼球運動統合）の技法に似ていますが同じではありません。

目の動きから、潜在意識に働きかけてトラウマを無力化します。

目から脳に入り込み潜在意識下に残った「記憶と強い感情」を、一瞬にして無力化していきます。

何度も思い出す過去の嫌なイメージや思い浮かべてしまう不安などを解消するのに向いています。

この「ＥＭＴ」も、「ＮＬＰ」やここまでに取り上げた「蝶タッチセラピー」「アイ・ムーブメント・セラピー」「ＥＦＴ」同様、大学院の臨床催眠過程を学んでいるときに学びました。

これらは身体的にアプローチして心のトラウマを解消する技法です。

昨今は、従来の〝考え方を変える〟認知行動療法以外に、最先端科学で承認された心理セラピーが出てきています。

それらはとても効果的で、患者に負担がなく、パニック障害で何十年も薬を飲んでも効果がない、認知行動療法がうまくできないといった半ば治ることをあきらめている人にも希望の光が出てきています。

この方法は、本来はカウンセラーとふたりで行います。

カウンセラーが指示棒を持ち、患者はその先端を見つめます。患者は首を動かさないで、カウンセラーの動かす指示棒を目で追います。

ただこれだけのことなのですが、気持ちがラクになります。

つらい記憶がなくなるのではなく、その記憶に張り付いていた感情が消えるのです。セラピーを受ける前に感じていた苦痛が10点満点中の10点だとすれば、セラピー後に思い出すその記憶につきまとう感情は2点になるなどと下がります。

ここではひとりで行う方法をひとつご紹介したいと思います。

①最初に自分が心地よくなれる場面（大自然の中にいるなど）をイメージします。
②解消したい出来事を思い浮かべて、その感情を数値で表します。
不快MAX＝10点　何もない＝0点
③嫌な気持ちを思い出しながら、部屋の壁の端を右上↓左上↓左下↓右下↓右上の順番でゆっくりと目線を動かします。このとき首は動かさないこと（あくまで目だけ動かします）。
ひとつのポイントから次のポイントまで1秒くらい。それを10〜15周行います。
④ここまでの①〜③を何セットか行ってください。
⑤気持ちがラクになり②で数値化した点数が下がっていたら、深呼吸をして終了です。

一瞬でトラウマを無力化！

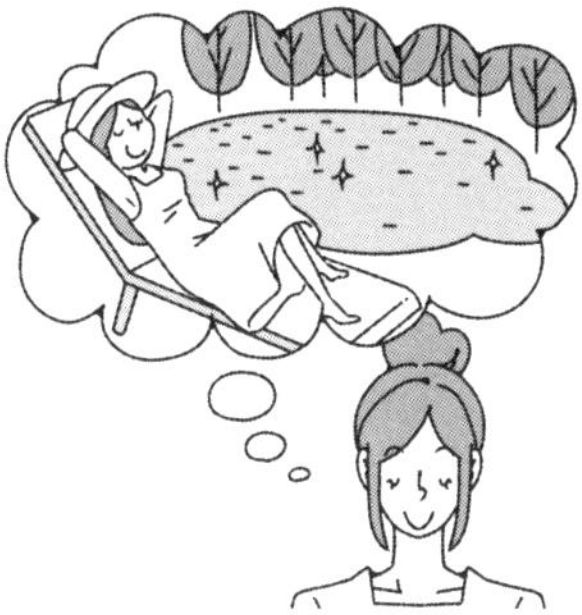

1

心地よくなれるイメージを
思い浮かべる

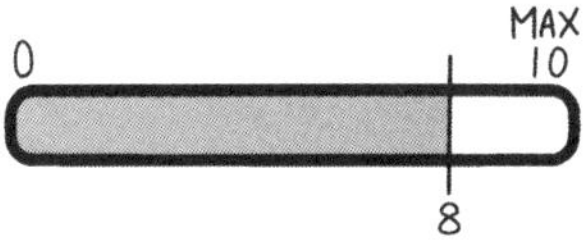

2

解消したい出来事を
思い浮かべ、０～10点で
その感情に点数をつける

3

目線だけでSTART→①→②→③→STARTと部屋の壁の四隅を追う
これを1セット10～15周として、何セットか行う
元のイメージが浮かばなくなり、数字が下がり、ラクになったら終了

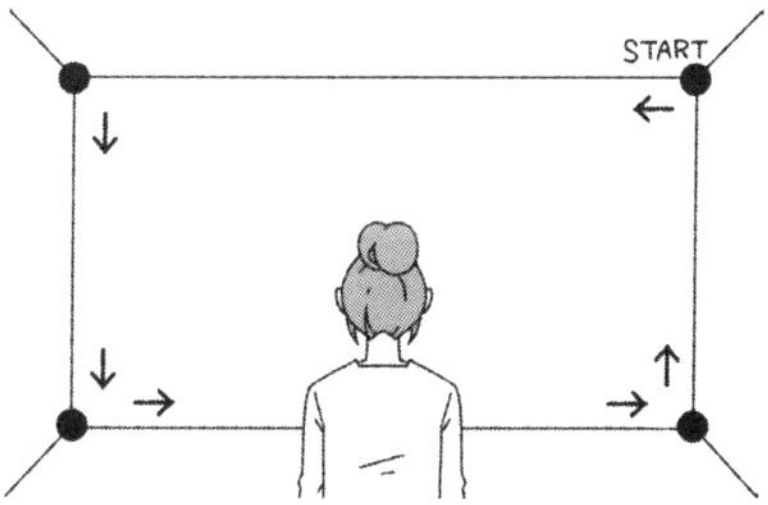

method

メソッド
14

ブラックボックス法

嫌な気持ちは捨ててしまおう

うつの患者さんへの催眠療法の中で私がよく使っている方法で、嫌な気持ちや抑うつ感、不安感といったものを軽くすることができます。

やり方を説明しましょう。

①嫌な気持ちや思い出したくないことを、イメージします。
たとえば、車に乗ることに不安を感じるのなら、その車に乗ろうとしている自分を想像します。

②イメージが浮かばない場合は、そのことを思い出したときに、体のどの部分にもやもやや重い感じがあるかを探り、それを色や形で表現します。

トラウマや不安感を深海に沈める法

1
イヤな想いや
気分をイメージする

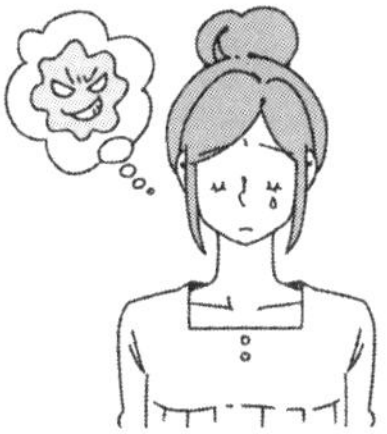

2
胸のあたりに
黒いボールのような
トゲのあるものが
ある感じをもつ

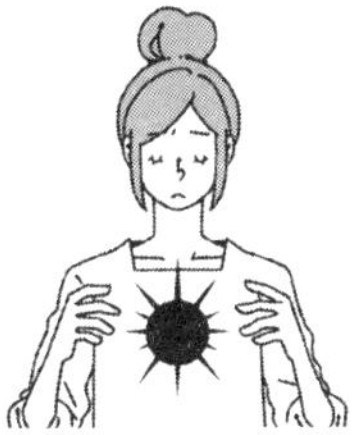

3
その物体や映像を
手でつかむ

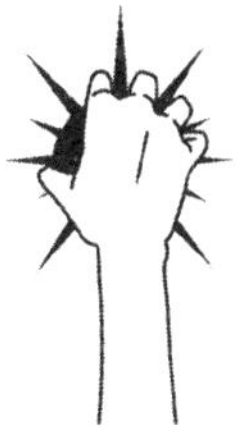

4
黒い袋に入れる

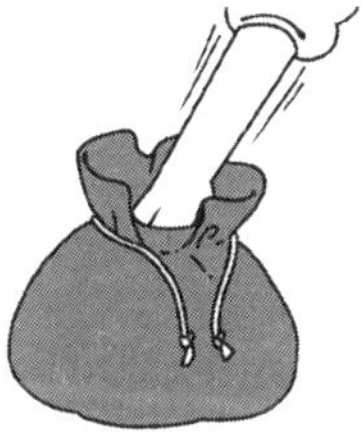

5
鍵のかかる
頑丈な金庫に
入れる

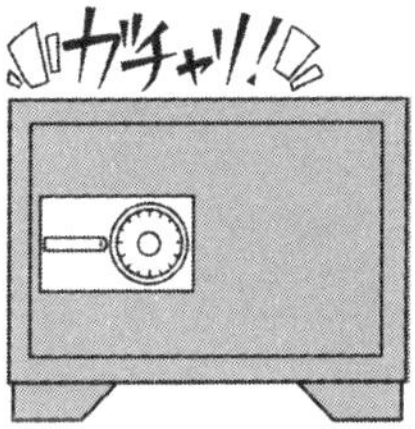

6
深い海の底に
沈める

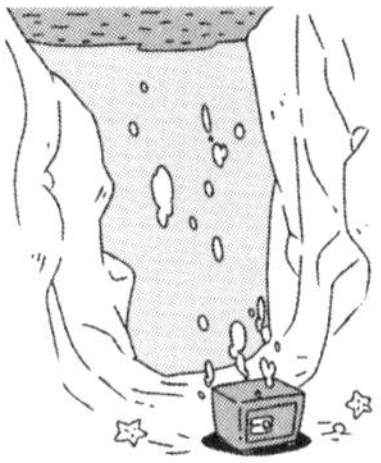

7
手放した宣言をする

今までありがとうございました!
もう私には必要ないので手放します!

たとえば、胸のあたりに違和感を感じたとしましょう。それを形にたとえると、ギザギザのとげが出てる黒いドッチボールくらいの球体という表現になります。

③イメージした物体や映像を手でつかみます。

④それを黒い袋の中に入れて封をします。

⑤さらに鍵のかかる頑丈な金庫に入れます。

⑥その金庫を深い海に沈めます。

⑦そのときに、「今までありがとうございました。もう私には必要ないので手放します」と手放したことを宣言します。

method
メソッド
15

マインドフルネス瞑想法
脳を変え、寿命を延ばす秘訣

マインドフルネス瞑想は最近ブームになっていて、たくさんの本が出版されています。もともとは仏教の瞑想法のひとつでしたが、そこから宗教色を取り除き、誰でもできるようにしたものが、発想力や創造力のアップやストレス軽減のために用いられています。

世界的企業であるグーグルの人材部門人材育成担当チャディー・メン・タン氏がその研修プログラムを本にした『サーチ！』(Search Inside Yourself　宝島社)には、2007年からグーグルでマインドフルネスを社員に教育していることを明記しています。

また、マインドフルネス瞑想法はスティーブ・ジョブス、ビル・ゲイツ、元大統領ビル・クリントン氏などが行っていることでも非常に注目されました。

実は、マインドフルネス瞑想は脳を一部活性化させるとともに沈静化もさせます。ストレスの原因となる思い込みや思考のとらわれがなくなり、心に落ち着きをもたらします。

そしてその上で、寿命を延ばすことも科学的研究でわかってきたのです。意味がないのなら、一流の人はやりませんよね。世界的ＩＴ企業のトップや資産家が瞑想を行っているのは、心が安定し、強い精神力や健康がもたらされる上に、思考が研ぎ澄まされ、想像力や直感力もアップするからです。グーグルだけでなく、ゴールドマン・サックス、ソニー、ヤフー・ジャパンなども瞑想を取り入れています。

マインドフルネス瞑想を簡単に言うと、感情や思考を手放し、「今ここ」だけを生きる心の在り方です。

では、マインドフルネス瞑想を使うとパニック障害にどんなメリットがあるのでしょうか？　**大きくふたつの効果があります。**

(1) 不安を感じる脳が変化する

早稲田大学人間科学学術院教授で医学博士の熊野宏昭先生は、2005年の米国研究論文を解読し、瞑想を10~20年続けている人と、一般の人の脳の画像を、MRI（磁気共鳴画像）で比較しました。

結果、瞑想を続けている人には、大脳皮質が厚くなる箇所が2か所あることが確認されました。

厚くなったのは、「島《とう》」という身体の内部の変化を読み取り、リラックスしている感覚（気持ちいい、快適などの気分）を得る場所。

そして、もう1か所は、背内側前前野《はいないそくぜんとうぜんや》です。ここは、自分の思考・感覚を「自分は今、こう考えている・感じている」と客観的に認識し、他人に共感することができる働きをもっています。

実は、パニック障害の患者はこの部分が委縮しているから、不安を感じやすいと言われています。

マインドフルネス瞑想を続けることで、脳は変化していくのです。

(2) 寿命を左右するテロメアの長さが変わる

人の寿命をつかさどっているのが、人間の60兆の細胞の染色体の末端にあるテロメアといわれる領域です。

「DNAのしっぽ」とも呼ばれています。

テロメアは細胞やその細胞を有する生き物自体の健康、寿命に深くかかわっていると、世界の研究で解明されているそうです。

人が老化現象で死を迎えるのは、細胞分裂を繰り返すことで、テロメアが短くなってゆき、それ以上、細胞分裂できなくなるからです。テロメアは子供のほうが長く、老人は短いのです。

たまたま、テレビの「たけしの家庭の医学」を見ていたら、マインドフルネスとテロメアの関係が取り上げられていました。

血液を採取することでテロメアの長さがわかるのですが、被験者の女性は数日間のマインドフルネスをすることで、テロメアを長くすることに成功していました。

そのときのマインドフルネスのやり方は、1日のうちに、2、3回、自然に頭の中にわいてくる雑念を捨てて、ただ呼吸のみに集中するというものでした。

椅子に座りながら1回3分。これを1日に、2、3回行うだけでテロメアの長さが伸びるのです。

嘘のようなホントのお話です。

パニック障害には死の恐怖があります。

その不安を遠ざけるために、ぜひパニック障害の方は日課にしていただきたいと思います。

では、やり方をご紹介します。

マインドフルネスにはさまざまなやり方がありますが、一番やりやすい方法をお伝えします。

①畳やフローリングの上で、あぐらを組み、背中を伸ばして首を正面に向けます。椅子を使って座るという方法でも構いません。

②目を閉じて深呼吸をします。吐くときは「吐いてるー、吐いてるー、吐いてるー」、吸うときは、「吸ってるー、吸ってるー、吸ってるー」と心の中で唱えながらゆっくり呼吸をしてください。

③雑念が、頭の中にわいてくるかもしれません。たとえば、それが怒りや不安に関する場面やイメージであれば、怒りには「怒り」、不安なら「不安」のラベリング(名前付け)を行います。他にも「不満」「心配」といったラベルもあるでしょう。わいてきた雑念を口に出し、呼吸に意識を戻して②の呼吸を繰り返します。

このようにして、過去でも未来でもなく今現在のここに意識(呼吸)を向けます。

1回3分を3回行ってください。

必ずしも③のラベリングはしなくても効果があります。

いちばんやりやすいマインドフルネス法

1

呼吸をしながら
吐くときは
「吐いてるー、吐いてるー」
吸うときは
「吸ってるー、吸ってるー」

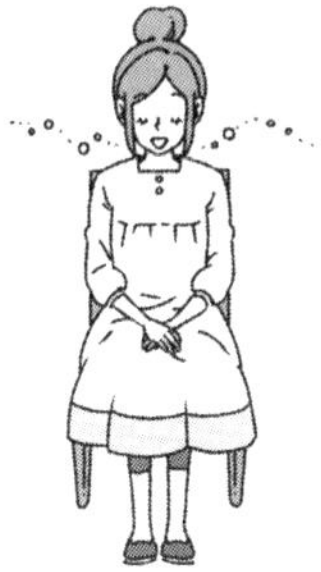

2

雑念が頭の中にわいてきたら、
「これは不安」「これは怒り」
といったふうに
雑念にラベルを貼り、
元の呼吸に意識を戻す

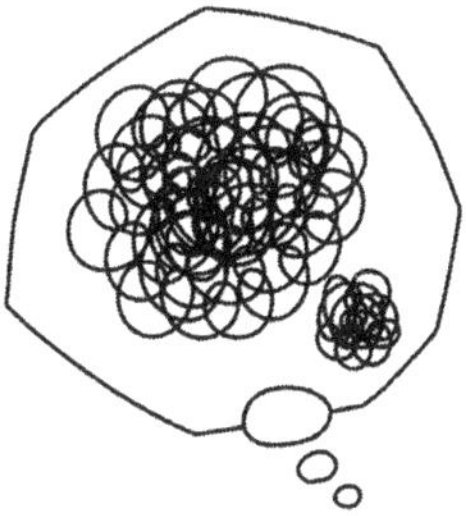

3

思考が
「過去・未来」にいく
雑念がわいたら、
呼吸に戻して、
今このときを感じる

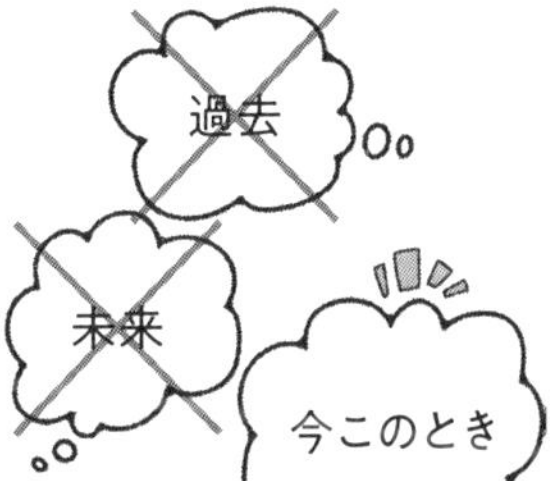

※１日３分を３回行うだけで、
　パニック障害で委縮した脳を回復し、テロメアを伸ばすことができます。

method

メソッド

16

発作時のリラックス呼吸法

吐くことに集中しよう

過呼吸発作は空気の吸いすぎによって起こる一種の混乱状態で、焦りや恐れ、不安が引き金となり、呼吸がコントロールできないように感じます。

このとき、体はどのようになっているのでしょうか。

背中を丸めて胸を閉じ、縮まり、首は下を向き、目も下を向き、苦しそうな姿勢になっていることがほとんどです。

生理学的に呼吸がしにくい体勢になっていることに気づいたでしょうか？

発作時に必ず現れるのは、

身体の緊張（全身に力が入っている）と「焦り」や「恐怖」の感情です。

自分では気がつかなくなっていても、身体は反応しています。
身体の緊張から全身の筋肉が固くなり、さらに、気持ちの動揺から自然な呼吸ができなくなり、浅い呼吸になってしまうのです。

楽な呼吸→ゆっくりで深い呼吸
パニック発作→早くて浅い呼吸

呼吸は自律神経にもつながっていて、呼吸を変えると自律神経の乱れを落ち着かせることができます。

パニック発作のときはだんだん息苦しくなり、息が吸えなくなるはずです。そこで無理に呼吸を多くしようとするのですが、人間の肺は、吸おうとすると吸えないので、必然的に苦しくなり呼吸が浅く早くなります。吸おう吸おうと無理をすると、余計に焦り深みにはまってしまいます。それがパニック発作の息苦しさや過換気症候群のひとつの仕組みなのです。

発作時の重要なポイントは、実は息を止めることです。
息を止めると、次は空気を吸い込むしかありません。

パニック発作で呼吸ができなくなるということはありません。

このことを理解して、今までに述べたパニック時の体の姿勢と呼吸の真逆をやればいいのです。

つまり、**筋肉をリラックスさせ、胸を張って、目線を上にあげ、息を吸うのではなく、いったん止め、吐くことに意識を向ける**のです。

止めて吐けば、空洞になった肺に、空気は自然に入ってきます。

まとめておきましょう。

①筋肉の力を抜く。

②息を吐き出すことに集中する。
③吐き出したら6秒ぐらいかけてゆっくり吸い込む。
④3秒止めて、①～②を心がけ、再びゆっくり吐く（3秒～6秒）。
⑤落ち着くまで①～④を繰り返す。

これが呼吸を落ち着かせる方法です。ぜひお試しください。
この呼吸法を使うとパニック発作は早く落ち着きます。

method
メソッド
17

水かけバシャバシャ法

潜水反射で気持ち穏やか！

2章でも述べたように、私は、船舶の衛生に関する国家資格である「船舶衛生管理者」の資格も取得しています。

この資格があると、船舶の航行中に独自の判断により薬剤投与、注射、縫合、血圧の測定、止血などの医療行為が行えます。

船内では医務室などに勤務することができます。

資格の取得にあたって学んだことが、パニック発作を止める方法と結びつくとは当時は思いませんでした。

不安やイライラをなくし、神経を落ち着かせたいときに、冷たい水を顔に数分間

「バシャ、バシャ！」と洗顔するときのようにかけ続けます。

このようなとき、人間の体は海の中（水面）にいると判断するようになっているので、息をもたせるため、酸素の消費量を減らし、心拍数を落としていきます。つまり、ドキドキが止まるのです。

冷たい水で洗顔→脳の判断→酸素の消費量が減る→心拍数が減る→発作が落ち着く

これを潜水反射（ダイビング反射）といい、パニック発作やそわそわして落ち着かないときにも有効です。

心理カウンセラーの選び方

現在、保険診療でカウンセリングを行う医療機関は保険点数の問題で少なく（2018年2月現在）、もしあったとしても、考え方を変える認知行動療法や話を聞く来談者中心療法を行っているのがほとんどだと思います。

そんな中で、どのような心理カウンセラーを探せばよいでしょうか。

臨床心理士や産業カウンセラーなどの資格をもっている方なら安心でしょうか。

私は資格で選ぶよりも、実績や経験で選ぶことをお勧めしたいと思います。特に、パニック障害の場合のポイントはここです。

＊トラウマ治療に関しての3種類以上の資格・実績・経験があり、できれば心療内科・精神科で5年以上働いた経験がある（精神科医・精神科看護師などの医療従事者が好ましい）。

ここが重要です。実際に多くの患者さんの予後を診ているために、状態に応じて、専門医に紹介するべきか、自分の心理療法の対象かを見極められるからであり、また、心理療法中に発作を起こした、血圧が下がった、などの場合に救急対応できるからです。

*親身になってくれ、相性がいい。

相性が合わないカウンセラーは話しているとわかってくるので、避けたほうがいいと思います。

カウンセラー自身がパニック障害を経験していて、その知識を生かしたカウンセリングをする人もいますが、あなたが経験したパニック障害とそのカウンセラーのパニック障害の症状は違う場合があります。

経験したことのない医師や心理士の方よりもわかってもらえるかもしれませんが、だからと言って、改善に導いてくれるかどうかはわかりません。

私は、改善を促すカウンセリングを行っていますが、自分が治してあげるという考えはもっていません。

患者さんと二人三脚で目標に向かって、ときに笑いながら、一緒に泣きながらゆっくりと無理をせずに進んでいける、そんなスタンスでカウンセリングをしています。

おわりに

自分の手で、人生をもう一度取り戻そう

「はじめに」でも書きましたが、私はパニック障害とうつを発症し、どん底を経験しました。不安になると発作が起こるので、当然のように家から外出できません。友人たちも、発作の恐怖で遊びに行けなくなった私から離れていきました。ひとり泣きつくすことしかできませんでした。

悲しみの中で思ったことがありました。
本当の友達や大切なものは、幸せなときや調子のいいときにそばにいてくれる人や、そばにあるものではなく、不安でつらい状態のときにも、ずっと寄り添っていてくれる人であり、そばにあり続けるものだと。

私にとっては、その〝大切なもの〟が本だったのです。

当時の私はインターネットを使用していませんでした。

今のように、誰でもスマートフォンでネットの情報に気軽にアクセスできる時代ではありませんでした。

救いを求めるように貪り読んだパニック障害や心理学の本には、医師や心理カウンセラーが書いた本が多かったと思います。

それらの本は、症状や治療法が客観的な立場から書かれ、とても淡々として冷たく感じられました。また、薬物療法や認知行動療法について述べたものがほとんどで、私が求めていたぬくもりや寄り添いといったものからは遠く離れた内容ばかりでした。

今でも市販されているパニック障害の本を見ると、その当時と傾向は変わっていないように思います。


唯一、寄り添ってもらえたと思えた本がありました。

パニック障害になって克服した体験者が書いた体験本から勇気をもらいました。心が温かくなり、励みになったのです。

そのとき、思ったのです。

もし、この病気が治ったら、私の経験や役に立ったテクニックを、不安で苦しんでいる人たちに伝えたいと。

本はずっと残り続けます。40年前に書かれた本も60年前に書かれた本も……。本には書いた著者の魂が入っていると信じています。

私にできるせめてもの恩返しは、不安でボロボロだった当時の自分自身に、プレゼントしてあげられるような役立つ一冊を書くことです。

その夢は、まず、うつの人に向けた『やさしいうつの治しかた』（パブラボ刊）として実りました。

今でもロングセラーとして読者のみなさんに愛していただいていて、うれしく思います。読者からのメールや手紙を読むときには、書いてよかったと胸が打ち震えます。

「あなたが人に魚を買ってあげれば、彼は1日は飢えをしのげる。しかし、魚の獲り方を教えてあげれば、彼はその後の人生を自分で養える」

という言葉があります。

その場しのぎの栄養ドリンク剤のような本にはしたくない。読者が自分で不安の症状をコントロールし、自分の手で人生をもう一度取り戻す自信をもつ。そのために寄り添いたい。

そんな思いを込めながら、できるだけ平易な文章でできるだけ実行しやすいように、パニック障害からラクになるセルフセラピーを、今度は書きました。決してすべてをやる必要はありません。セラピーは義務や修行ではないからです。あなたのペースでゆっくり試してみてください。

私がパニック障害になってからもう十数年以上のときが経ちました。

やっと自分自身への約束が果たせるときが来たのです。

あなたがこの本を読んで、少しでもつらさから解放されることを願ってやみません。

不安は敵ではありません。
不安はあなたの幸せのかけらです。
今、暗闇の中にいても必ず、そのトンネルは抜けることができます。
パニック障害はかならず治る病気です。

本書のワークを体験し、発作を抑えることから始めてみてください。
パニック障害への正しい理解と乗り越える知恵をつけて過ごしてみてください。
この本をお守り、教科書にしてもらえたら、これ以上の喜びはありません。

薬でも改善しなかった。認知行動療法もダメだった……。
もう治ることをあきらめかけていた。
誰にもこのつらさをわかってもらえない。
そんなあなたへ、この不安・パニック障害の本が将来「パニック障害のバイブル」

になることを願っています。

もし、この本を実践してよくなれば、あなたと同じ不安やパニック障害で苦しんでいる人やそのご家族に、この本の存在を教えてあげてください。この本が広がり、日本からパニック障害で夢や生きがいを失う人、ひきこもり絶望する人がひとりでもいなくなりますように。

心の底から深く想いを馳せています。

ゆっくりと徐々によくなってきます。

大丈夫です。

ずっとわたしはあなたを見守っています。あなたは決してひとりではありません。

私はこの本の中でずっと、どんなときもあなたの味方でいます。

弥永英晃

参考文献

・これで治せる！パニック障害　貝谷久宣　大和出版
・薬なし、自分で治すパニック障害　森下克也　角川SSC新書
・生命の暗号①——あなたの遺伝子が目覚めるとき　村上和雄　サンマーク文庫
・生命の暗号②——あなたの「思い」が遺伝子を変える　村上和雄　サンマーク文庫
・人生の暗号——あなたを変えるシグナルがある　村上和雄　サンマーク文庫
・望みはかなうきっとよくなる　村上和雄　海竜社
・遺伝子オンで生きる——こころの持ち方であなたのDNAは変わる！　村上和雄　サンマーク文庫
・奇跡を呼ぶ100万回の祈り　村上和雄　ソフトバンククリエイティブ
・遺伝子は、変えられる。　シャロン・モアレム（著）中里京子（訳）ダイヤモンド社
・胎内記憶——命の起源にトラウマが潜んでいる　池川明　角川SSC新書
・脳科学からみた「祈り」　中野信子　潮出版社
・新版　いやされない傷　児童虐待と傷ついていく脳　友田明美　診断と治療社

・最新心理療法　ＥＭＤＲ・催眠・イメージ法・ＴＦＴの臨床例
マギー・フィリップス（著）田中究（監訳）浅田仁子／穂積由利子（訳）　春秋社
・エネルギー・メディスン　ドナ・イーデン／デイヴィッド・ファインスタイン（著）
日高播希人（訳）　ナチュラル・スピリット
・思考力のすごい力――心はいかにして細胞をコントロールするか
ブルース・リプトン（著）　西尾香苗（訳）　ＰＨＰ研究所
・願いは、かニャう！――ジョセフ・マーフィーの引き寄せる言葉
弥永英晃　イースト・プレス
・薬に頼らずラクになるやさしいうつの治しかた　弥永英晃　パブラボ
・もうダメだと心が折れそうになったとき1分でラクになる心の薬箱　弥永英晃　青月社

著者プロフィール

弥永英晃（やなが　ひであき）

福岡県生まれ　大分県大分市在住。
心理カウンセラー、カウンセリング学博士、作家。元精神科看護師。
18年間　1万人のカウンセリングを経験、症状改善率は98％を誇ることから「奇跡の心理カウンセラー」「カリスマ心理カウンセラー」と呼ばれている。
米国 国際催眠連盟（IHF®）公認トレーナー、米国 国際セラピートレーニング協会（ITTO）公認トレーナー、日本心理セラピーマネージメント協会理事長。

自身も精神科看護師として勤務していたときに、パニック障害・うつを経験。心理療法で完治したことから、アメリカ・カリフォルニア州の催眠療法専門大学院にて学ぶ。臨床催眠過程を修了。催眠療法カウンセリングの分野で「カウンセリング学博士」を取得。
心療内科・精神科・思春期外来の病院カウンセラーを経て独立、「薬に頼らないカウンセラー看護師」として活動。多くの芸能人、有名人を改善させている独自に「遺伝子・心（潜在意識）・脳・身体」に働きかける弥永式心理メソッドを開発し、特に不安・パニック障害、うつ、ＰＴＳＤ、依存症、アダルトチルドレンなどの症状の改善にめざましい成果をあげる。

全国から個人セッションが殺到し、予約が取れないことで有名。有名芸能人・スポーツ選手・財政界人・医師・弁護士・公務員・教師・学生・主婦とあらゆる職種の人によって常時予約待ち状態である。

主な著書に、タレントの安西ひろこさん推薦の『薬に頼らずラクになるやさしい５つの治しかた』（パブラボ）、『もうダメだと心が折れそうなとき１分でラクになる心の薬箱』（青月社）、『願いは、かニャう！——ジョセフ・マーフィーの引き寄せる言葉』（イースト・プレス）等が、また監修書に『まんがでわかる脱・引き寄せの法則』（イースト・プレス）がある。

読んで心がラクに健康に、幸せになることをモットーに執筆を続けている。

ホームページ　https://www.innervoice.com/（「弥永英晃」で検索してください）

症状改善率98%のカリスマ心理カウンセラーが明かす

パニック障害《しょうがい》の不安《ふあん》が
スーッと消《き》え去《さ》る17の方法《ほうほう》

2018年 3月20日　　初版発行
2023年 10月12日　　9刷発行

著　者……弥《や》永《なが》英《ひで》晃《あき》
発行者……塚田太郎
発行所……株式会社大和出版
東京都文京区音羽1-26-11　〒112-0013
電話　営業部03-5978-8121／編集部03-5978-8131
http://www.daiwashuppan.com
印刷所……信毎書籍印刷株式会社
製本所……株式会社積信堂
装　幀……斉藤よしのぶ
装　画……椋秋ハレ

ISBN978-4-8047-6294-4